武当医学系列丛书

结绳扎带疗法

（第一部）

主 编　王兴建　李　霞　周立群
　　　　李　萍

中国中医药出版社
·北　京·

图书在版编目（CIP）数据

结绳扎带疗法/王兴建等主编 . —北京：中国中医药出版社，2012.1
ISBN 978 - 7 - 5132 - 0707 - 2

Ⅰ.①结… Ⅱ.①王… Ⅲ.①中医治疗法 Ⅳ.①R242

中国版本图书馆 CIP 数据核字（2011）第 249081 号

中 国 中 医 药 出 版 社 出 版
北京市朝阳区北三环东路 28 号易亨大厦 16 层
邮政编码 100013
传真 010 64405750
三河鑫金马印刷有限公司印刷
各地新华书店经销

*

开本 787 × 1092 1/16 印张 14.25 字数 261 千字
2012 年 1 月第 1 版 2012 年 1 月第 1 次印刷
书 号 ISBN 978 - 7 - 5132 - 0707 - 2

*

定价 32.00 元
网址 www.cptcm.com

出版者的话

在我国医药发展史上有很多医疗方法，他们就像天上的星星，曾经或现今仍在普天之下的百姓带来温暖与健康。《结绳扎带疗法》就是其中的一种。结绳扎带疗法是古人常用的一种治疗方法，后经武当前辈一代一代不断地总结完善、系统整理才得以保存下来。本书作者素好修真导气吐纳之术，秉承武当绝技，受武当高人清风道长、清虚道人二位师傅之托整理结绳扎带疗法，编著成册。

朴实、实用、简单，便于理解掌握，是本书的一大特色。为了能够更好地阐述结绳扎带疗法的原理——无"能"不用带，作者借用了大量能量医学、信息医学、分子生物医学等专业名词，如"能量医学""信息写录医学""生物链样库借用""生理电磁信息"等，这种解释是否科学合理还有待于进一步研究。在出版过程中我们多次与作者沟通，作者也认为书中的一些解释是一家之言，是我们在科学道路上的一种探索与实践，可能不够完善，但至少是在大量临床疗效支持下的一种归纳总结。因此，我们本着整理挖掘与保存中国优秀传统文化与科技知识的角度出版这一专著，也冀期实现"百花齐放，百家争鸣"的良好学术氛围。

此外，书中介绍的一些练功方法（避水诀、胎息）及某些有毒药物（砒霜、蟾酥）的使用，请勿自行模仿与使用。

前　言

　　《结绳扎带疗法》为武当医学系列丛书之一。该书分为上篇、下篇和附篇三部分，上篇以"金绳诀"歌诀为主线，系统地介绍结绳扎带的传统医疗理论和方法；下篇详细列述了运用结绳扎带疗法必须结合使用的各种疗法；附篇重点讨论了结绳扎带疗法的禁忌、注意事项等相关内容。本书的主要特点如下：

　　1. 立足应用，服务临床

　　本书主旨内容源自古文献记载和武当医家的长期实践，因此在编写体例、内容取舍和文字表述等方面尽可能反映古文献原貌，切合临床实用，力求使读者看得懂、学得会、用得上。这里要特别说明的是，尽管本书编著者在译述古文献和介绍操作技术、理论时，力求以"信、达、雅"为目标，并为之作了诸多努力，但由于年代久远，岁月湮没，传承之变，古今文字语义繁复等因素，致使本书与传统的医著记述方法有所不同。

　　2. 繁简适度，注重实效

　　大凡学问学术没有捷径可行，必"苦其心志"方可毕其功，医学更是如此。难怪医圣张仲景批评庸医："各承家技，始终顺旧，省病问疾，务在口给，相对斯须，便处汤药。"结绳扎带法看似简便，其实并不简单，它必须配合适当的能量疗法方可奏效，故有"无能不用带"之说。本书在介绍配合能量疗法时，以注重实效为原则，在总论各种能量疗法后，每一案例后，都标示出所需配合能量疗法的种类和顺序，以方便临床应用，切记不要简单扎带而忽略结合能量疗法。同时，药物是能量的载体与限选条件，替代药物选择使用了民间验方。"绳、能、药"是准确用好结绳扎带技术的三要素。

　　3. 文字叙述，融汇古今

　　为了避免理念、用语与已经为大众认可的理念发生冲突，本技术阐述用词与定义时，尽量采用已经流传的中医、西医与现代科学理念和用语。

　　医学研究与实践是永无止境的，"病之所病病病多，医之所病病道少"，衷心希望本书能为医患开启一扇医疗的探索之门，让我们为提高人类健康水平而共勉！

目　录

上篇　结绳扎带的传统医疗方法

第一节　结绳扎带医学概论

一、结绳扎带由来的简述

　　古时中华民族的自然规律学的研究者（古道学研究者、道医学研究者，也叫做道术研究者，或叫做格物医病术研究者，还被称作道玄研究者，其中成就斐然者又被叫做神仙、大罗天仙，有时也被叫做玄理奇术研究者、古圣人等）在生活与医疗的实践中，发现各种运用绳具、软藤、植物皮、植物纤维、动物皮条、动物毛等具有一定韧性的物质，制作医疗的工具，实施医疗手段，达到健身、祛病、疗伤、强体与促进生理结构和生理功能进化的目的。随着不断地实践发现与发明，也不断地对相关知识进行丰富与发展，把绳具的形状、选材、药浸、制作与配合医术的针灸、按摩、刮痧、药浴、制带、酒火等技术进行变通应用，使结绳扎带的技术逐渐成熟与完美，成就了一个广泛运用于人民群众中的便民医疗技术。

　　结绳扎带技术，既可以促进疾病的治疗速度、质量，减短疗程期，又可以改善损伤组织的愈合速度，还可以达到强化人体生理功能、调节气血运行状态、有助于却病延年。

　　结绳扎带与化脓灸、汗吐下法、热冷能量调节法、刺血脓医法、呼吸与闭气疗法、口服与注射痕量重金属制剂、导引与体质锻炼、鲜药应用等医疗进行恰当结合运用，就会收到较好的医疗效果。

　　实施结绳扎带疗法，解决体内营养物质的供给，提供细胞分裂所需要的能量，促进血液与生理循环与物质、标识能量、微量元素的生理动态平衡，就能够使疾病得到很好的治疗，使身体建立可传递的平衡运转与健康。

　　为了避免理念与用语与已经为大众认可的理念发生冲突，本技术在阐述用词与定义时，尽量采用已经流传的中医、西医与现代科学理念和用语。特殊用语，就在其词语后加括号进行说明。

　　结绳扎带医疗技术的理想状态与目的是：抑扬需返，生态归衡（意思是：在机体抑制或亢奋之后，要进行生理调整至原始状态）。用现代理念讲就是，无论疾病造成生理结构与功能的亢进或者抑制状态，都需要进行返还到未改变前的状态，使生理物质结构与生理功能达到归零性的平衡谐和状态（故称为'万象归一，萌象化生'）。

二、结绳扎带医用歌

相传武当派在先秦时期，有一个门派专门研究绳带的医用与自卫，这个六派称为"耸鹤门"。在长期研究与丰富的基础上，耸鹤门发展与总结了系统的绳带技术。耸鹤门对于绳带的运用，称之为"绳用之妙，在于松紧。绳效多寡，在于去留。绳功之显，在于形质。绳益之实，在于合状。"简言之就是：绳子的用法之妙，在于缠绕的松与紧。绳子作用效果的好坏与影响作用的多少，在于根据皮肤的颜色、感觉、触觉进行适度的控制。绳子功效的显著程度，在于制造绳子技术形式与选材的质地。使用绳子技术的收益程度，在于采用的方法与变通运用 吻合于疾病的动变状态。

由于时代的变迁，该派将许多技术传播到民间，演化为民俗。现代仍有许多民族或区域的群众，仍应用着其中的个别技术。如练武中的扎绑带、绑腿、练功带、臂带、头带等以及南方一些民族的腰带、头带、跨带等。中原地区，也有头痛时扎头带，女人月子里扎头带、头巾等习俗。但是系统的理论与技术，从历史保留的文献中似乎已经彻底绝迹。只有武当派的相关门派，还在系统地研究、应用与传承着绳带的理论与技术。

金绳诀是绳带应用歌的雏形，它记录了人类进化的中华文明先祖们辛勤劳动与敢于实践的勇气和大智慧。在耸鹤门道长的支持下，我们将"金绳诀"中的"医用歌诀"（"器武歌诀"、"升天梯诀"、"格物奇诀"、"劫难用度诀"，共有五首歌诀，从四大项用途，一种遇大劫时联合运用绳带渡劫化难的角度阐述绳带的制造、用途、手法、技巧、生态与环境择用方法、应用原则）拿来作为结绳扎带医疗讲座的大纲与依据，命名为"绳带医用歌"（在"医用歌"前面加上"绳带"，以指示是描述绳带应用方面的医用歌），进行解释与讲解该项技术。绳带医用歌是：

> 绳带随身是奇宝，防身医用健体魄。
> 绳质选材用处妙，五行补泄百病消。
> 绳粗绳细应体质，五劳七伤照顾好。
> 绳紧绳松气急缓，抑血畅气度量到。
> 绳密绳疏血盈缺，实虚寒热调济好。
> 绳平绳节配吐纳，身体进化功能超。
> 绳细微丝并带用，扎捆摩刮重症妙。
> 配以药汁浸绳带，单复闭敞似兵韬。
> 痹痛疮疖配刺割，排毒冷热要用好。

恶痛顽疮用药石，刺拔轮阵把病消。
莫言绳带医用狭，健体强魄不能少。
气乏血滞巧扎带，气布过带强筋骨。
带调气血逆用能，成就功夫更玄妙。
带浸香草垫耳卧，延年展寿神仙找。
带绕带脉奇运功，天地精华我收勃。
带摩脊背颈至尾，养儿命旺不折天。
带围头额天机旺，奇桓不受八邪闹。
绳带随身兵阵巧，百毒不侵千病逃。
动静扎带真消息，光力磁电呼吸调。
无能无场行阴阳，场能运用八卦韬。
退还用常进用奇，绳带融药多神效。
刺刮灸贴蒸浴摩，绳带携手各有招。
通得绳带医行理，天地任我常逍遥。

第二节　绳带医用歌的解释与运用

一、绳带随身是奇宝，防身医用健体魄

（一）文义解释

"绳带随身是奇宝"中的绳，就是把纤维、细丝用一定的规律绕结在一起，形成的绳具、带具。绳子的种类很多，按照经线的股数来分有两股绳、三股绳、四股绳、五股绳与多综绳（五股以上的称为多综绳）。制绳方法有人工绳与机制绳之分。如果需要绳子有耐磨的性能，就在绳子上涂上植物油；如果想要绳子固定的较为牢固，就在栓结后再打空结扣。带，是把纤维、细线、细绳用规律的方法穿插编结（如十字穿插法、菱形穿插法、绕环穿插法、并缀法、缠绕法等）而形成等宽度的带子。根据用途的不同，制作带子的方法也不相同。绳子与带子的制作，一定要与运用的功能相吻合。

绳子与带子，不但在生活中有多种用途，还可以作为兵器与工具（绳鞭、绳镖、流星锤、链鞭、九节鞭、竹节鞭、长鞭、飞抓、钩网，绳网、耕绳、牵引绳等）。此医用歌中的奇宝，指的都不是这种用途，专指医疗作用、延年益寿的健身作用。"是奇宝"，就是指在医疗与健身延年方面是神奇的宝贝，要人们重视绳带的用法与用途，掌握绳带的技术与操作方法。

"防身医用健体魄"中的"防身"，同样不是指绳带作为兵器进行行为防

身，而是指作为医疗、健身的医疗工具进行防御疾病与病邪的意思。这里用"防身"一词，是为了强调绳带对于人类身体健康的重要性。古人在行远路时，要在踝上至膝下缠绕比较结实的软布带，称为"缠绑腿"、"打绑腿"。绑腿的作用，是可以通过松紧适度的限制使血液循环相对减少、减速，达到抑血畅气的目的。血液相对在下肢中流通量减少，神经被动反射的兴奋度就会增加，神经系统电导作用就被负反馈式生理调节的而加强。久而久之，就会使得负反馈系统应对大强度的生理需要做出反应，使神经系统生长比较发达，筋膜与肌腱组织变得发达。这样处理的结果，会使人在大运动量与持续强烈运动时体内生理电生成率提高，生理电解食物的水平加强。从效用上说，会增加肌肉力量产生大量度的时效性与持久性。同时，由于液体循环相对减少，生化反应的数量也就相应减少，进而减少了代谢量。这样减少下肢代谢物滞留而形成水肿的程度，也减轻了相应的痛苦感觉。还由于绑腿限制，不会使血管在增加血液流速时扩粗横截面，也减少静脉曲张的风险与痛苦。因而古代战士远途行军，现代武林人士的大强度训练，常常有人使用绑腿。绑腿使用得当（药浸绑腿、用后药浴、用后按摩等），确实可以防止静脉曲张或动脉曲张产生。绑腿运动，还有一定的减肥功效，使运用者保持较好的体型，这也是有一部分人使用绑腿的原因。

远古时期，包括唐朝以前，女人缠腿脚，目的是为了减少疾病与健美。后来由于封建思想的误导，进而形成了有害的裹脚（目的是首先使女人行动不便，不能四处行走，进而使得家庭相对不便迁徙，利于社会稳定与管理）。缠头的风俗，作为民族的专有标识，被许多民族保留下来。其作用机理，已经被使用者在内的人群所忽略。缠头得当，既可以在强烈的运动状态下大脑不会因血液流通量过大、脑中缺氧或生理电能量不足而发生脑意外；也不会因大强度运动时间过久造成代谢物积聚而致病；由于皮肤不裸露，风邪不会侵犯汗腺扩张的组织，不会因此形成中风症；久用缠头进行大强度运动，脑内的热生理神经系统就会建立与写录对应生理机制，有利于生理与功能的进化；从行为上看，常常缠头进行运动能使人精力充沛，较为健康少得病。

此外，项圈、戒指最初为绳带，是为保健与携带医疗工具而为。后来由于各种社会因素与功能遗忘，不知它们是为强化人类的特殊生理功能与进化所设，演化成了身份与打扮用的装饰品，彻底地失去了原始的作用，成了另外意义的符号。最初要求项圈要随人体增长进行修正。项圈的长度以在佩戴者头上缠两圈为宜（认为身体始终从自身头两圈的项圈内穿过身体，人才能保持健康与寿命），因此项圈也叫"健康安全圈"、"长寿圈"。由于"长寿圈"理念的传承，使得西方人士认为它是吉祥的符号，是灵魂寄宿的场所（西方古今都有人死后，有把项链带回故乡的风俗与传统。我国也有区域与民族有此习惯）。相传伏羲时期，人们还用水煮后的热圈穿过身体，称为"消病圈"。在此基础上，人们还用树枝编圈点燃，赤身裸体进行钻圈，称为"消魔圈"。此类项目而今以艺术形式得以保存。钻火圈的作用，是热量通过刺激皮肤，产生被动式生理应激反应，使人的神经与生理系统调动起来，产生人体组织损伤修复能力与组织再造能力。

古时，人们用轻微烧伤的方法来帮助严重昏迷的人进行意识复苏与神经再生调节。由于情感因素与理解误导，此类方法已从历史传承的长河中消失得无影无踪。作为生理机能进化手段与神经调节的技术，武当派耸鹤门的弟子一直在进行着细致入微、科学严谨的研究与传承，并不断将之引入民俗与民风的生活环节中去。民间经久不息地在运用着各种各类的结绳扎带方法，只是系统使用原理与方法在传承中消失。但在医疗上，人们也在自觉与不自觉地运用此种方法。

在腕上缠带，在小臂上缠带，在肱三角下的大臂上缠带，在小腿上缠带，在大腿的中段缠带，可增加肌肉的爆发力、持久力、灵敏性，同时又能较少地增加肌肉或不长肌肉。还可以增加肌肉组织的纵向延展性。因此绑带的技术被应用于武术各流派的训练之中。在腰部扎带，可以使人增加短期力量释放强度，使腰部在大力承重时不易受伤，对脊椎与腰肌有保护作用。腰中扎带，很普遍地被应用于人类的生活与工作之中。

运用特殊的绳节、缠带技术进行特殊的武功与体能训练，不但被武当、少林所采用，国内外许多人士的技击训练中都有采用。使用药泡洗或特殊的绳带技术，不但可以用以防身，还能用于治疗疾病，又能延年益寿。所以说绳带随身（缠绕、挂饰、佩戴）是人生活中的神奇宝贝。

（二）用法举例

1. 干巾擦背

人在一年四季中用干巾擦背，可以保持皮肤弹性，有利于背部神经的畅通，对五脏六腑、四肢百骸的平衡与荣养都有好处，在一定程度上可以起到洗髓功的效用。不用时，可以把毛巾围在颈上、缠在头上或放在包中。注意毛巾的硬度，要求皮肤擦摩后，不会引起皮肤擦痕。毛巾变硬时，要及时进行更新，以免变硬毛巾引起过敏。

绳带应用方法：

（1）向尾性擦背（连续与分段衔接式从颅底擦向尾椎）：属于温补性措施，适宜于虚寒体质或病后康复配合治疗。如胃寒、四肢骨折、消化不良等疾病的辅助治疗就可以采用本法。

（2）向头性擦背（连续与分段衔接式从尾椎擦向颅底）：属于散泄性措施，适宜于上火、炎症、肿瘤、目红耳赤症状伴发的心神不定及头晕目眩等疾病的辅助治疗。

2. 软绳绕肢

在肢体需要产生巨大爆发力的运动中，将软绳缠绕于易受伤的生理部位——关节组织、起伏较大的肌肉体，然后进行运动。这样，在运动时段人的机体就能从能量与物质传导上享受最佳运行效果，从而减少脂肪积聚、获得活力肌群与神经系统最佳代谢循环状态，减少现代人群的"三高"危害。

注意：在抓握运动中，手掌部缠绕软带进行训练与空手训练交叉进行，可以提高手掌的抓握力与手臂平衡调节的灵敏性。手臂受伤后用此法训练，再结合药酒泡洗与电疗，就能尽快恢复手与臂的力度与敏感性。

绳带应用方法：

（1）疏带缠绕，有抑血畅气功效，可以对体弱多病体质的能量调节起到局部增益的作用。配合热能、磁能、电能进行治疗，就会使得效果更加显著。但是抑制血液与液态物质运行速度，稍久就会在循环通道中产生滞阻效应。因而此法应用之后，要进行轻度推法处理皮肤组织，推摩范围超过一个关节距离（如小臂缠带后，就推摩达到过肘的距离），这也叫"小过宫"（属于'推血过宫'手法中的一种）。因此软绳缠绕应用得当也具有补气补血辅助作用的医疗手法。

（2）走远路时软绳缠绕应用于腿部（打绑腿），不但能够在兴奋张力与运动内压下使得血管不会过度舒张，为收缩应力距提供帮助；还能有效减小降温速度，使皮肤与生理组织收缩同步协同；还由于水分保持度较高，在应分张力减退时有充足时间进行退充盈质调节，不会产生闭合过快的管道收阻效应（遇冷或疲乏缺能而造成骤然局部收缩，致使循环管道变缩滞留充盈物而产生被动凝聚滞留，造成血管无力回收原位的静脉曲张效应、动脉曲张、皮下结节等症状）。高血脂患者在治疗期定时做一下该项运动性治疗，会对降脂有所帮助。

3. 半软绳索练平衡

用半软的绳子跳绳、攀绳、绳上挂体，有利于肢体力量与协调性的增加。用半软绳进行走绳、卧绳，可以锻炼人的平衡感觉，提高身体平衡运动的灵敏度。用半软绳进行缠绕旋体运动，增加人在运动中建立平衡感觉的能力，提高对环境的识别力，同时对脑的神经元有开发与推进作用。

绳带应用方法：

（1）本手法应用难度较高，具有的价值也很大：通过锻炼此法，有强筋壮骨的辅助功效，还具有明目疏肝的辅助作用（松灵子道长言：'登高眺远，身注稳衡，天目协动，目清视明。筋运骨调，疏肝益神。故而古人喜作登高之举、登山之行'，也是阐述这个作用）。

（2）摇篮育儿，既是上述方法的应用，也是练习儿童运动平衡能力、强骨壮髓、用环境强健体魄的方法。此种方法应用得当，有泄实补气的功用。

4. 篷面布带

用于适度摩背与积聚脂肪的部位，配合以指搓按摩，具有刮痧与挤按的双重功效，有保健与健美两重效用。用于垫挡机体练拍打，可增加小范围机体独立运动的性能。用于烧伤结缔组织的皮表复原治疗，也是行之有效的辅助疗法。

绳带应用方法：

（1）搓澡巾，具有搓灰止痒功效之外，还有一定活血、除菌功用。古人在粗布澡巾使用时再粘上一些微细盐粉，在腹部、大腿、臀部、颈部等脂肪容易积聚处进行搓揉，既可以除去多余脂肪、增益肌肉，又可以防止肿瘤与疮疖的生成，还有坚骨壮筋功效。由于此法操作不慎，容易擦破皮肤、刺激产生疼痛，普通人群始终没有普及应用。

（2）用澡巾搓揉皮肤后，再用黑芝麻、升麻子、微量蜈蚣粉共研的细粉调制膏搓揉烧伤疤痕，可以使皮肤尽快收紧与周围皮肤平齐。

5. 攀绳与练习吊绳

通过练习攀绳，加强上肢力量与身体协调攀高能力，一次世界大战时这种训练就被用于各国军队的训练之中。用吊绳旋转与荡动，帮助训练者获得运动平衡适应力，加强运动中的方向与物标辨识能力，早期用于空军与海军的训练。由于坚固耐久的原因，此类训练被铁环器具类的训练所取代。但是，从生理效应与方便度上看，吊绳练习被动旋转与荡动，更接近于自然状况。用铁环类训练器具，还要有模拟真实训练的阶段，而绳具的吊绳训练，加上自练陀螺功，就减少了应用环节，能较快进入实用状态。

绳带应用方法：

（1）"铁扇散"：古时用于治疗时，最佳状态就是把病人放在吊床上，涂药后进行摇动，并且适量进行扇风，以动能转换势能的生理电运行效应（会比平常状态生理电运行强度强 3～8 倍），再辅佐于受冷皮肤收缩的抑血畅气功能，就能把自体生理电放大到平时的 10～15 倍。此时得以药物刺激生化作用，就会获得较快的治疗效果（加快 30 倍以上速度）。现在应用医学从安全与操作便宜角度考虑，没有研究此种方式。但是从应用意义与进化学上考虑，此法有一定的价值及应用意义。

（2）摇荡床：对治疗腰椎病人，治疗速度与治疗质量更优于平稳的床具。

（三）案例实施程序与要点

1. 注意绳带的卫生，做好用前消毒与用后消毒。

2. 再次使用时注意检查软硬度，不要使硬度变化超过 5%（总体把握变化量度不得超过此）。

3. 如果要采用浸润药液的结绳扎带时，要先做绳带与药液的反应检测，保证绳带选材不与药液发生化学反应。

4. 绳带用力程度要看治疗中的血液循环受到影响的程度，不要造成带前段有过强的体感不适或治疗后肢体肿胀、皮肤变色或留下绳带印痕等表现。

5. 练习或运用结绳扎带后，进行热气熏蒸，更有助于皮肤与机体的自我调节。如果配合调制交流电的处理，会有更好、更快的效果。

（四）案例示范图与名称

案例1：

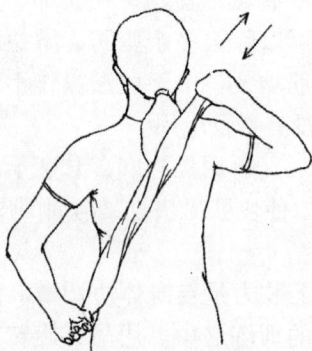

图1　干巾擦背

案例2：

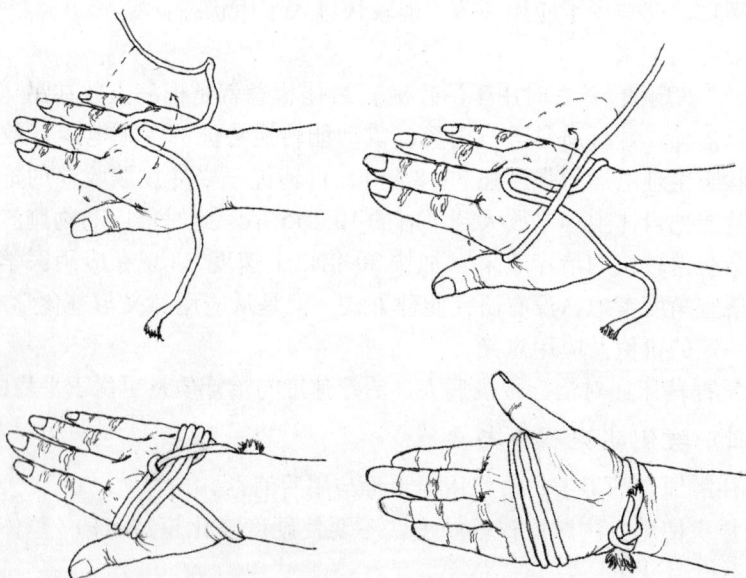

图2　软绳绕肢

案例3：

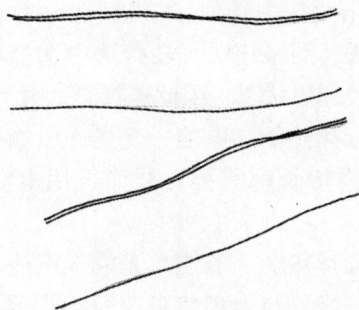

图3　半软绳索练平衡

案例4：

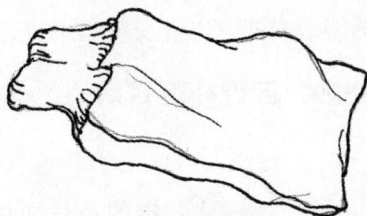

图4　篾面布带

案例5：

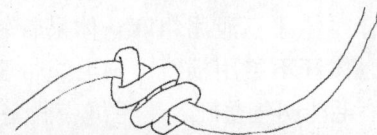

图5　攀绳与练习吊绳

（五）案例中选择能量的种类

在案例1中，可以选择热能（替代热能的疗法可以从艾灸疗法、火罐疗法、热熨疗法、熏洗疗法、蒸汽疗法、蜡疗法中选取），光能（替代能量可以从冰块取光疗法、色光疗法、激光疗法中选取）、电能（电能选择可以用电疗仪或人体调电疗法选取）作为治疗配合运用的能量。由于脊椎是以生理电为主要传导的对象，因此进行电能选频进行能量干预最为恰当。

在案例2中，可以选择热能、电能（替代电能可以从电疗仪、手法调制电技术中选择取用）、光能（替代光能可以从色光疗法、激光疗法、太阳冰镜分光疗法中选取）、声能（替代声能可以从中音乐疗法、歌舞疗法、念唱疗法、动物鸣叫疗法、器乐疗法中选取）、机械能（替代机械能可以从拍打疗法、点穴疗法、按摩疗法、刮痧疗法气功疗法中选择取用）作为配合治疗的能量。由于消耗脂肪为最理想状态，因此选择热能最为恰当。

在案例 3 中，可以选择热能、电能、光能、声能、机械能作为配合治疗的能量。由于肌肉的多力增长都需要，故而选用电能与热能交替运用较为恰当。

在案例 4 中，可以选择热能、电能、光能、声能、机械能作为配合治疗的能量。由于机体代谢、修复与生理信息改写都需要并行共进，因而选用热能、光能、电能交替运用较为恰当。

在案例 5 中，可以选择热能、电能、光能、声能、机械能作为配合治疗的能量。由于肌肉的多力增长都需要，机体代谢、修复与生理信息改写都需要并行共进，因此选用热能、光能、电能交替运用较为恰当。

二、绳质选材用处妙，五行补泄百病消

（一）文义解释

"绳质选材用处妙"中的"绳质"，指的是做绳用的材料质量、材料性质。古时制作绳子，多数使用麻类植物皮的纤维，是把麻在水中浸泡除去木质部成分后所得，然后旋转拧合成绳。作为医疗用的绳带，除了红麻、亚麻、棕麻类植物，蓖麻、棕皮等也可以使用，棉纤维、动物皮、动物毛是更好的用品，均可以制作成医疗绳带。研究者经过长久的实践，总结出了许多制作绳带的选材经验。其中有"体滞不泄用粗麻，体呆骨软用蒲纱，体弱无力用棕丝，体易疖疹用蚕纱，体汗不绝用棉线，狗毛绳带驱寒湿，猫毛绳带拉筋骨，马鬃绳带壮肌肤，熊毛能叫气血旺，牛毛绳带骨坚拔，獾毛美容防肿瘤，不得栓塞用水獭。"

目前武当派研究者认为，棉纤维制作的绳带用于普通疾病治疗是可以的；加入磁性材料的棉纤维混合制作的绳带用于解决神经损伤类疾病的治疗效果很好；光导纤维与棉纤维混合制作的绳带在特定电场下用于治疗骨骼病变的效果也比较理想；硒、锗类有机盐培植的麻类纤维与光导纤维混合制作的绳带，在一定磁场强度环境下进行锻炼与治疗，可用于肿瘤的消解或手术后康复；蒲草纤维与棉纤维混合制作绳带，用兰花草汁液浸泡，用于消炎、抗真菌、抗癌都有一定的效用……

"五行补泄百病消"中的"五行"，指的就是中医中所说的金木水火土之五行。五行学说认为，五行是构成宇宙的基本物质元素，宇宙间各种物质都可以按照这五种基本物质的属性来归类，五行之间存在着一定的联系。中医

学借用五行学说来说明人体内部以及人体与外界环境之间的相互关系，用以补充阴阳学说。

1. 五行相生相克

相生，有相互滋生、促进、助长的意思；相克，有相互制约、抑制、克服的意思。

五行相生的规律是：木生火，火生土，土生金，金生水，水生木。相克的规律是：木克土，土克水，水克火，火克金，金克木。

在相生关系中任何一"行"都具有"生我"（母）和"我生"（子）两方面的关系，把它比喻为"母"与"子"的关系。在相克关系中任何一"行"，又都具有"我克"（所胜）和"克我"（所不胜）两方面的关系，称之为"所胜"与"所不胜"的关系。

五行相生之中，同时寓有相克；相克之中也寓有相生。相生相克是一切事物维持相对平衡不可缺少的条件，所以五行生克制化是正常现象。五行中任何一"行"太过或不及，出现异常现象，都可引起相乘或相侮的变化。乘是侵袭的意思；侮是欺侮的意思。相乘是过度的相克，超过了正常制约的程度，其规律同相克，但被克者更加虚弱。相侮即"反克"，又叫反侮，即本来是自己所能克胜的，却反而被它克胜，其规律与相克正好相反。例如，正常时土克水，若土气虚弱，或水邪泛滥，水就反过来侮土。

2. 五行归类

中医学中以五行为中心，将自然界和机体有关的事物和现象按其属性、形态相类同的，分别归纳成五大类，其关系简列如下表：

五行	木	火	土	金	水
五脏	肝	心（心包）	脾	肺	肾
六腑	胆	小肠（三焦）	胃	大肠	膀胱
五体	筋	脉	肉	皮	骨
五志	怒	喜	思	忧	恐
五神	魂	神	意	魄	志
五窍	目	舌	口	鼻	耳
五音	角	徵	宫	商	羽
五主	色	嗅	味	声	液
五色	青	赤	黄	白	黑
五嗅	臊（膻）	焦	香	腥	腐
五味	酸	苦	甘	辛	咸
五液	泪	汗	涎	涕	唾
五声	呼	笑	歌	哭	呻
五荣	爪	面色	唇	毛	发
五方	东	南	中	西	北

五谷	麻	麦	稷	稻	豆
五菜	韭	薤	葵	葱	藿
五果	李	杏	枣	桃	栗
五畜	鸡	羊	牛	犬	猪
五时（年）	春	夏	长夏	秋	冬
五时（日）	平旦	日中	日西	日入	夜半
五常（天）	风	热	湿	燥	寒
五化	生	长	化	收	藏

中医学的五行学说，是将人体各部分归属成木、火、土、金、水五大类。同类事物之间发生纵的联系：如属于木的，有肝、胆、目、筋、怒、青、酸、风等，其相互之间的联系是"肝开窍于目"，"肝主筋"，"怒伤肝"，肝病易生"肝风"等；望诊时，青色多属肝风，赤色多属心火，黄色多属脾湿，白色多属肺寒，黑色多属肾虚。

用药时，酸味入肝，苦味入心，甘味入脾，辛味入肺，咸味入肾等。各类事物之间发生横的联系：即运用生克、乘侮等变化来说明五脏之间在生理和病理情况下的相互联系。例如，某一脏有病，既可以因生克关系由另一脏传来，也可以通过生克关系传到另一脏。"见肝之病，知肝传脾，当先实脾"、"虚则补其母，实则泻其子"等就是这个理论的具体应用。

3. 五行补泻的实质

（1）五行的相乘、相侮

相乘与相侮，是五行关系在某种因素作用影响下所产生的反常现象。乘，即乘虚侵袭。侮，即恃强凌弱。相乘，即相克的太过，超过了正常制约的力量，从而使五行系统结构关系失去正常的协调。此种反常现象的产生，一般有两种情况：一是被乘者本身不足，乘袭者乘其虚而凌其弱。二是乘袭者亢极，不受它行制约，恃其强而袭其应克之行。

应当说明，"相克"与"相乘"是有区别的，相克是正常情况下的制约关系；相乘则是正常制约关系遭到破坏以后的过度克伐，是反常现象。在人体，则前者是生理状态，后者则为病理状态。

相侮，即相克的反向，又叫反克。是五行系统结构关系失去正常协调的另一种表现。同样也有两种情况：一是被克者亢极，不受制约，反而欺侮克者。如金应克木，若木气亢极，不受金制，反而侮金，即为木（亢）侮金。二是克者衰弱，被克者因其衰而反侮之。如金本克木，若金气虚衰，则木因其衰而侮金，即为木侮金（衰）。

所以说"气有余，则制已所胜而侮所不胜；其不及，则己所不胜侮而乘之，己所胜轻而侮之。"即是说，五行若某一行之气太过，则对其所胜（我克）之行过度制约，而发生相乘。而对其所不胜（克我）之行发生相侮，即反克。若某一行之气不足，则克我之行必过度制约而乘之。而己所胜者，即我克之行必因我之不足而反克相侮。例如，临床所见的支气管扩张病证，病位在肺，每因肝气郁结，气急上逆，化火灼肺，而见咳血，则为木火刑金（即木旺侮金）；肝郁气滞，影响脾胃消化吸收，则为木郁乘土。湿热型高血压，多因湿热困脾，引发肝失疏泄，肝阳亢逆，则为土侮木。至于金乘木（虚）证候，临床则为少见。

（2）五行的相生、相克

在五行之间存在着相生、相克的联系规律，所谓相生，即相互资生、促进、助长之意；所谓相克，即相互制约、克服、抑制之意。生克是五行学说用以概括和说明事物联系和发展变化的基本观点。

五行相生的规律是木生火、火生土、土生金、金生水、水生木；相克的规律是木克土、土克水、水克火、火克金、金克木。其关系见下：

在相生关系中，任何一行都具有"生我"、"我生"两方面的关系，生我者为母，我生者为子，所以相生关系又称之为"母子关系。"

在相克关系中，任何一行都具有"克我"、"我克"两方面关系，我克者为"我所胜"，克我者为我"所不胜"，所以相克关系又称为"所胜"、"所不胜"的"相胜"关系。

事物内部系统结构的五个方面之间的相生、相克关系，构成了事物正常情况下的循环运动，因而经常处于运动发展之中，是不平衡的。然而就五行整体来看，相生与相克又都是在总和中表现出相对的动态平衡。而五行中的每一行，由于既生别行，又被别行所生；既克别行，又被别行所克，故在整体上也呈现动态均势。可见，五行所达到的平衡，不是绝对的静止，而是建立在运动基础上的动态平衡。

（3）五行的制化、胜复

五行系统结构之所以能够保持动态平衡和循环运动，主要在于其本身客观存在着两种自行调节机制和途径。一种是正常情况下的"制化"调节；一种则是在反常情况下的"胜复"调节。

制，即制约。化，是生化。所谓制化调节，主要是指五行系统结构在正常状态下，通过相生和相克的相互作用而产生的调节作用，又称为"五行制化"。

首先，从五行的整体作用可以明显看出，任何两行之间的关系并不是单向的，而是相互的。五行之中任何一行都具有生我、我生、克我、我克四方面的关系，所以才能保证"制化"关系的正常。

即是说，木能克土，土能生金，金又能克木，从而使木不亢不衰，故能滋养火，而使火能正常生化。火能克金，金能生水，水又能克火，从而使火不亢不衰，故能滋养土，而使土能正常生化。土能克水，水能生木，木又能克土，从而使土不亢不衰，故能滋养金，而使金能正常生化。金能克木，木能生火，火又能克金，从而使金不亢不衰，故能滋养水，而使水能正常生化。水能克火，火能生土，土又能克水，从而使水不亢不衰，故能滋养木，而使木能正常生化。

可以看出，正是这种相反相成的生克制化，调节并保持了事物结构的相对协调和平衡。因为相生、相克的过程，也就是事物消长的过程，在此过程中，经常出现的不平衡的消长情况，其本身就是再一次相生、相克的调节，这样就会重复出现再一次的协调平衡。而正是这种在不平衡之中求得平衡，而平衡又立刻被新的不平衡所替代的循环运动，推动着事物在不断地变化和发展。

所谓胜复调节，主要是指五行系统结构在反常情况下，即在局部出现较大不平衡的情况下，通过相克关系而产生的一种大循环的调节作用。胜复调节可使一时性偏盛偏衰的五行系统结构，经过调节，由不平衡而再次恢复平衡。

所谓"胜"，即指胜气，是指因为某行之气太过所引起的对"己所胜"之行的过度克制。而胜气的一旦出现，则势必招致一种相反的力量将其压抑下去，即所谓复气。故《素问》又说："有胜之气，其必来复也。"而且胜气重，复气亦重。胜气轻，复气亦轻。

例如，火气太过，作为胜气则过分克金，而使金气偏衰，金衰不能制木，则木气偏胜而加剧制土，土气受制则减弱制水之力，于是水便旺盛起来，而把太过的火气克伐下去，使其恢复正常。若火气不足，则将受到水的过分克制，但火衰不能制金，引发金气偏盛，金气盛则加强制木，使木衰而无以制土，则必将引起土气盛以制水，水衰则制火力减弱，从而使火气相应得到逐渐恢复，以维持其正常。

如果单纯有胜而无复，也就是说当五行之中的作何一行出现有余（太过）而没有另一行的相应制约时，则五行系统结构的协调关系就被破坏，则会出现紊乱的反常状态，从而产生严重疾病。

综上所述，我们可以把五行关系看做是阴阳关系的逻辑展开和补充。受作用者，通过某些中间环节，反作用于作用者，产生反馈调节效应，从而使系统结构保持相对平衡。

五行补泄，在按摩中又有论述，主要指用力手法与用力方向。中医的五行补泄是站在营养物质与自体生化反应的角度论述的。中医认为，营养物质的流通量加强之措施为补血；营养物质流通量减少之措施为泄血；生化能量增加之措施为补气；生化能量减少之措施为泄火。补血也可以称为补阴，泄血称为泄阴；补气也可以叫做补阳，泄火亦可以叫做消火。针对五脏六腑，又可以称谓脏为阳，腑为阴。针对一个器脏，又可以称谓液体性的物质体系为阴，功能、能量性的系统为阳。如调节心脏营养物质（血液）流通量（质量、数量两个方面）增加为补心阴；调节心脏生化能量增加的措施为补心阳；减少心脏血液流通量的措施为减心阴；减少心脏生化能量的措施为降心阳。这些方法是纠正身体异常而采取的措施，统称为后天补泄之法。能否站在生理器质与生理功能本源的状态进行调节治疗，才是能否做到先天补泄的判定标准（最难的是生物钟时序逆转或与代谢脱钩）。因此对于心脏异常的病人，心率波形都恢复到病前量值，仅是后天调制到位的疗效；只有组织复制、遗传与器质、功能都达到继承源基因的本源量值，才算是后天返先天的医疗水平（就是道学上称谓的神医水平）。

　　作为现实医疗，需要使用公众与权威部门认可的标准来衡量医疗技术的应用绩效。结绳扎带施用的效果是看新的平衡系统建立运转质量与稳定性来进行衡量，前期效果可以采纳西医国际标准或通用标准（新中医标准）。如：一个工程师心率为 96 次/分钟，其他各项医学检验均正常。工程师自述常有头晕、耳鸣与短时视力模糊现象。西医标准为有毛病，可以采用降心率的药物。但是用药后工程师觉得气闷，整体效果不佳。中医用中药汤剂与成药调整，头晕、耳鸣都得到好转，心率仍为 96 次/分钟，短时视力模糊没有解决。经过本疗法对颈椎进行纠正性调整，结合刮痧与生理平衡电疗，使得视力模糊现象消失，视力好于 10 年前（由 3.5 上升至 4.5），心率也降至 78 次/分钟，各项生理状况均正常，医学检验数据也正常。这种情况的病人，是由于液体循环系统长期积累许多微小沉积物，影响了循环质量与新陈代谢的质量，进而影响神经系统的反射与指令效果，生理系统进行被动式不良进化（功能衰减性生理歧化），而其他生理器官的生理功能形成了慢适应态，没有产生异常变化。这样，其生理系统也形成了一种新的平衡，处在新生的未稳态。用常规的中药与西药，都不能调整其整体系统与特殊的病因，需要清除系统沉积物、纠正变异生理电频率、平衡各种生理器官的平衡运行关系及反射适应、纠正不正确的骨骼体位，多管齐下，才能收到好的效果。

　　还有些疾病，进行一般治疗也是收效不佳，必须解决生理信息问题，才能治愈疾病。如一位男性老年病人，有严重的失眠症状，伴发有心悸、头晕、头痛、耳鸣、食欲不振、血压高、血脂高等症。进行中药、西药服药治疗，效果不理想，只能靠安眠药过日子。使用结绳扎带、食疗、刮痧、搓痧与洗浴疗法的综合治疗，头晕、头痛、心悸、食欲不振、耳鸣、血压高、血脂高等都得到解决，恢复正常。但是，睡眠仍未能恢复正常。分析生理反射与副交感神经产生适应偏移信息，可能是症状产生的主要原因。就在夜间 9 点以后为病人进行刮痧、扎带，之后进行催眠诱导。结果产生很好的效果。一周下来，彻底纠正了失眠的毛病，使患者有了健康的生理平衡状态。

结绳扎带的补泄阴阳，应用起来比较细致。一般情况下的要求是：

1. 补阴技术的要求

（1）阿是区（自觉的生理感觉不适区域，或触按酸、胀与疼痛区域）、不良皮肤变化区（出现皮疹、暴筋、变色斑、角质化、新生疣类等）改善或恢复正常态。

（2）皮肤的弹性、湿润度、光泽度、延展度要恢复正常（10 千克指力按压皮肤后无凹痕，说明肌肉张力达到标准；电导使肌肉收缩 1/5 时可以见到微汗，说明生理循环的应激反射灵敏度达到标准）。

（3）足掌、手掌、耳部的相应反射区平滑、无结节，皮肤纹色与周围完全一致。

2. 泄阴技术的要求

（1）在排汗、呕吐、腹泻方面，出现一项异于平常。

（2）精力充沛、体力充沛是最佳状态，最少要精力与体力相似于往常。

（3）食欲增加为好，最少要与平常一样。

（4）无不良生理变化。

3. 补阳技术的要求

（1）眼睛的白色区没有变色的纹痕、斑点、杂色，眼睛的睛瞳区侧观反射光斑的边弧没有缺损。

（2）太阳穴及周围、手背、脚背，不起暴筋。

（3）性情与平时一样。

4. 泄火技术的要求

（1）眉角上的区域没有变暗现象，没有皮肤变粗现象，没有嘴唇、指甲失色现象。

（2）烛光法（可以用小手电筒代替）查照掌骨、指骨，对比度不能变暗。

（3）在小腿的胫骨侧用 15 千克的压力指压，胫骨无凹痕最佳，5 秒弹起为良好，15 秒为一般（16 秒以上就应该暂停泻火）。

（4）用 15 千克指力压按小腿肚，无滞留性痛感。痛感强烈不消或停留过久，都应该停止技术实施。

（二）用法举例

1. 细线缠指

患麦粒肿的患者，中医、西医治疗都要近一周的时间才能彻底治愈。患者要承受许多痛苦、不便。如果用结绳扎带的方法，结合挑刺与涂药，很快就能够彻底治愈症状，减少痛苦与不便。找来普通的缝纫用线，在患者产生麦粒肿的同侧手指中指第一关节（最前端）处进行缠绕，使患者 3 分钟左右自己觉得指端有微微发凉的感觉为度（如果立即感到发凉，缠绕的过紧所致，要将线调整松弛一些；如始终感觉不到发凉，是缠绕过松所致，要将线调整收紧一些）。然后在患者背部对应于胸第 2 椎骨至第 10 椎骨的脊背位置寻找脂肪结节、小丘疹、小突起，用针（用消过毒的三棱针较好，用缝纫针消毒后也可以使用）把疖子挑破，挤出里边的腺体或变色液体，然后涂抹碘伏液。一般一昼夜就能彻底痊愈。用红霉素眼药涂抹麦粒肿区域，更是安全保险。

绳带应用方法：

（1）细线拴刺瘊（在较长的刺瘊根部拴上细线，每日轻轻系上两三次。几日后会自动脱落或缩小），是通过阻塞刺瘊液体物质与神经的循环通路，迫使其机体缺少独立复制的能量及营养物质，造成营养残缺而导致被正常机体清理，达到治愈预期结果。

（2）细线缠绕阻丹毒（古时在丹毒肢体缠绕细线，然后用火针刺破丹毒感染部位，用鲜蒜汁涂抹患处皮肤，加以海带溶于酒中涂抹——现在可直接注射抗病毒针剂，如病毒脞、阿昔洛韦等）也是此法应用案例。

2. 浸泡药带缠脚踝

用三片葎草（俗称"涩拉秧"）煮水浸泡白色布带（可以用绑腿布，或使用无色的棉布条），趁湿（抓握不滴水）缠绕在两腿的脚踝上边至小腿肚区域。一般一次缠绕一小时，即可治愈受寒引起的腹泻或饮食过量引起的腹胀腹泻。配合用药，还有助于治疗细菌性腹泻、病毒性腹泻，减少腹泻腹痛的痛苦，避免腹泻过度引起脱水。

绳带应用方法：

（1）肠癌手术后应用浸泡葎草汁液缠小腿（每天 2~4 小时），有助于纠正癌细胞浸润性变异。

（2）用浸润绳带缠小腿帮助治疗银屑病，有较快换皮及润皮纹作用。对癣类皮肤病的治疗，都可以尝试进行此法配合（有对葎草过敏者不宜使用）。

3. 药布缠胸

布带浸药液后晾干，给患者跨肩过腋进行缠胸（布带中点处横在大椎穴部位，经过两肩，向前下腋窝，向后分绕进行缠胸。缠至期门穴停止）。熬水常用的药方：三七藤 5 株，鲜姜 7 片；姜、白萝卜子、香附各 10 克。一般缠胸在白天进行，主要适用证为寒性哮喘病。

绳带应用方法：

（1）配合治疗颈椎病、落枕、颈椎间盘突出（脱出、膨出）等疾病时，均可以用此种缠带手法辅助治疗。一是可以减少颈椎与脊旁组织的受力量度，二是有利于药物定位痕量干预治疗（减少体内摄入药物量度），三是保持颈椎有利曲度以缩短治疗时间。

（2）在治疗脑栓塞、脑出血后遗症造成偏瘫病人时，康复治疗期应用此法，也有减少颈肩韧带受力、帮助韧带纠正悬垂、提高肌群反射灵敏性的作用及疗效。肩臂损伤的病人在康复运动期，也可以用此法协助治疗。

4. 浸药布带（棉绒绳也行）缠头

用益母草、小红花、透骨草各 12 克，煮水浸泡棉布缠头带，晾干后进行缠头。缠头后进行运动，至鬓角见汗，可以治疗女人因月子里受风、湿引起的风寒性疾病。

用天麻藤、薰衣草各 15 克，煮水浸泡缠头带，晾干后缠头，进行运动。治疗期间的运动量控制在鬓角见汗。可以治疗普通人群因风邪患的头痛、耳鸣、噩梦不断、半面无汗等病证。

绳带应用方法：

（1）用朱砂粉涂抹带边，用带子卷起来扎带头部，可以对精神分裂症、抑郁症、癔症、心悸、噩梦缠绕的人有很好的辅助治疗作用。

（2）用劳力草、透骨草汁液浸润绳带进行缠头，可以治疗五劳七伤引起的头痛。

（3）功能进度太快，生理组织功能适应太慢，造成头痛及肌肉酸疼，用此法进行头部缠带有助于加快生理适应，消除相应反应痛苦。

（三）案例实施程序与要点

1、2、3、4 可参考第一句歌诀的相关内容。

5. 治疗风寒病、风湿病时，如果用到药汁浸带，就要注意环境温度。高于 23℃时，可以湿带直接触体使用；温度低于 22℃时，就要用热水袋或加热包对缠带部位进行加热（注意温度控制在 35℃～41℃）。

6. 对药物轻度过敏者，可以用调制交流电进行辅助处理。也可以加入息斯敏类抗过敏的药粉进行继续使用。但是，要注意每小时观察一次使用情况。这样虽然辛苦，有助于患者加快痊愈，也会使过敏因素得到缓解或纠正。

（四）案例示范图与名称

案例1：

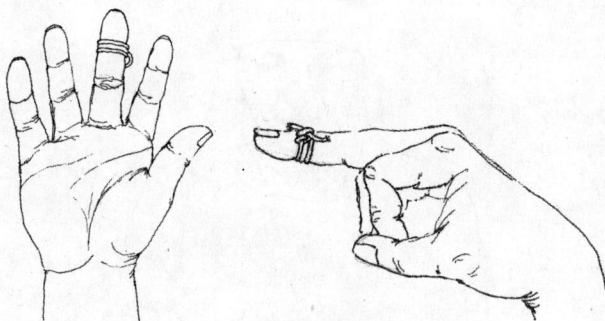

图6　细线缠指

案例2：

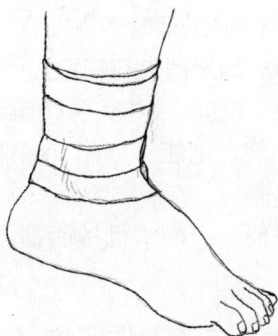

图7　浸泡药带缠脚踝

案例3：

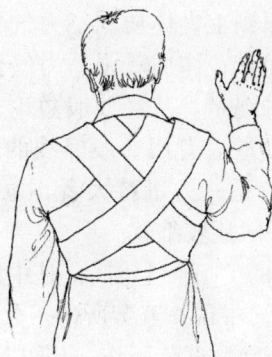

图8　药布缠胸

案例 4：

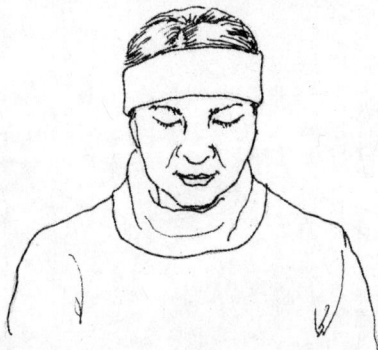

图 9　浸药布带（棉绒绳也行）缠头

（五）案例中选择能量的种类

在案例 1 中，可以选择热能作为配合治疗的能量。由于麦粒肿是有炎症的生理征象，用恰当频率的调制交流电作为配合选用能量，会使生理系统的消炎机制发挥较好地作用，有助于消炎与痊愈。

在案例 2 中，选择热能、电能、声能、机械能作为配合治疗的能量。

在案例 3 中，热能、光能、电能、声能、磁能与机械能都可以进行配合治疗。

在案例 4 中，热能、电能、声能、机械能都可以作为配合治疗的能源进行使用。

三、绳粗绳细应体质，五劳七伤照应好

（一）文义解释

"绳粗绳细应体质"中的"绳粗绳细"，指的是治疗使用的绳带制作时用的经线数目与直径大小。原则上，体质弱、力气小的病人或使用者要选用经线数目较少、直径适中的绳带；体质较强、力气较大的病人或使用者要选用经线数目较多、直径较大的绳带。从经线股数论，体质弱、无力者用 3 股经线的绳带为宜；体质强、力量大者用 5 股经线的绳带较好；练功的人选用 6 股或 7 股经线的绳带比较合适；力量特大者，也可以选用 9 股经线的绳带。儿童与女人，选用的绳带一般比较细软。

"五劳七伤照应好"中的"五劳七伤"，是中医系统的通用词语。五劳七伤的意思是：五劳：《素问》中说，五劳所伤，久视伤血，久卧伤气，久坐伤肉，久立伤骨，久行伤筋，是谓五劳所伤。七伤：大饱伤脾，大怒气逆伤肝，强力举重久坐湿地伤肾，行寒饮冷伤肺，忧愁思虑伤心，风雨寒暑伤形，恐

惧不解伤志。人们经常用"五劳七伤"来形容人身体虚弱多病。其实，"五劳七伤"包含着丰富的内容，其形成因素也包含着多个方面。在人们的日常生活中，"五劳七伤"实际上是经常被人忽略的，所以才会"积劳成疾"。总的说来，这些均为诸虚百损之症。造成"五劳七伤"的原因很多，有的还与食物的"五味"、节令的"四时"，甚至风向的方位有着密切的关系。所以中医学认为，在养生时，要注意酸、甘、苦、辛、咸的适量，切不可偏食；在生活起居上，要按季节的交替、冷暖，适时增减衣服，适当锻炼，顺乎自然。这些都是强身健体，预防"五劳七伤"的必要措施。

照应好，欧阳修曾云："以自然之道，养自然之身。"讲的就是这个道理。传说苏东坡给自己的饮食立下一条规矩：每顿酒量不过一盅、肉不过一碟。即使是款待贵宾，肉菜也不超过三种。如果赴宴，他也先把饮食规矩言明在前。有人问苏东坡何必对自己的饮食限制这般苛刻，东坡云："守分以养福，宽胃以养气，省费以养财。"结绳扎带，食疗养身，心情豁达，治疗五劳七伤所致的疾病也会使病者减少痛苦，增加治愈机会和提高生活质量。

绳带的粗细，质的的选择，实施的松紧程度，绳具间距的疏密，都会给治疗带来不同的效果。

（二）用法举例

1. 绳带缠腰

"带缠带脉强脾胃，绳绕带脉强肾腰。束腰结气不伤身，带脉紧缠旺肾胆。"经越历史沧桑，途经实践历练，人们总结出来可贵的绳带束腰经验歌谣。应用此经验，在腰间宽扎药带，强化脾胃，对于比较容易身宽体胖者，用细绳捆束腰间，肾旺代谢强盛，自然体型强健，不会肥胖；如果收紧腰围，肾胆皆旺，不但有力气，还使韧带的神经反射有足够的兴奋度，可以大幅度地做肢体与身体的动作，不易受伤（这也是练功、练把式的人紧束腰带进行练功的原因。尤其是骨骼不易损伤，不会落得老年伤腿或伤腰）。

如果腰部自然条件不足，有腰肌软弱、韧带无力的情况，可以用伸筋草煮水泡棉绳，晾干扎在腰间5～7圈，然后马步推掌，向前、向后、向上、后摆各30次。然后进行跑步，跑至身体微热，鬓角微潮湿，即可停歇。然后换上无药药带进行练功，或进行其他生活事项。逐渐就可以强腰活筋，满足练功要求。

绳带应用方法：

（1）减肥。在古时就在腰部扎上带子，一方面是造成腹部压缩力而使得气行加速，二是减少脂肪沉积，三是内压张力会对膝理所司的脾胃进行被动式强化性调节，以改善积聚脂肪的生理效果，达到减肥于功能强化中（中国古时有"脾强肾坚肉不赘，脾虚肾弱人易肥"的俗语，就是指的这个意思）。

（2）缠绕绳子治疗腰椎病，是一个有益的辅助方法。

2. 丝带缠指掌

指掌无力，腕臂力小（标准态腕臂力量，应能有提起 4 倍于体重的力量，有举起 2 倍于体重的力量。常人在训练时的用具与运力都不得要领，很难发挥正常劲力。小于 2 倍力量的为力弱；小于自身体重的支撑力、扭力、握力、举力，提拉力都为偏小）的人，用狼毒、续断、千年健煮水浸泡蚕丝带，阴干丝带。用药浸过的带子缠指、缠掌，进行强度训练。每天都要进行，一天换浸一次，一直训练到理想状态（软组织损伤后的组织康复，力量复原，均可按此类方法进行）。此法应用，还必须有能量供给配合，才能够出透功效。武当弟子多使用电能刺激特定区域，进行助功成效。俗家弟子用电不便，就用烤火发挥助功作用。通常是把大强度训练过的肢体，由师傅用炭火进行烤灸或热灸。也可以用磁砂包擦摩，将手擦搓至潮红色即可。

绳带应用方法：

（1）指掌缠带防冻疮，后来演化为手套技术。

（2）在指掌缠绕的绳带上涂抹树胶、皮胶混合物，可以练习指掌对物体的抓力与攀拉力。经过此种练习，有强肝明目的功用。

3. 水獭皮与黑狗皮

黑狗皮剪（切割）成一寸宽的条带，狗毛朝向皮肤，缠绕四肢。等到手指、脚趾有微凉感觉，用水獭皮块（五寸见方）毛向着皮肤，快速摩擦手背、脚背与脊柱，以有微微温热感为度。每次以擦摩一刻钟为度（练武功的人每次擦摩 2~3 刻钟）。其作用是可以使人气血两旺，有却病延年之功。

受风寒的人、受寒湿的人，使用此种按摩更收益。此法施用时，以热沙包敷熨手、足与脊柱的胸椎及以下部分，效果会更为显著。

绳带应用方法：

（1）狗皮与马尾毛、牛尾毛刺绣的按摩帕、按摩袋联合运用，可以替代狗皮与水獭皮的治疗效果。

（2）用狗皮或马尾毛刺绣袋按摩治疗风湿病，有较好辅助治疗作用。

4. "唐朝腰垫护寒甲，历经霜雪不伤腰"

传言徐茂公发现穿了铁甲战袍的战士，在冬季奋战后一身汗水，有时还有一身雨雪，冷风透过铁甲，极易形成伤腰，造成战力减退。就经过改造，在战袍的腰部，加配一个软布垫。这样就保证腰部不会受到寒湿影响形成伤腰。"先从腰老，先从腿衰"，是力气人总结的千古谚语。护好腰部，不但使得身体强健，还能延缓或防止机体老化。因此唐朝战袍腰部具有软布垫。经历传承，之后的各代战袍都在腰部加了装饰衬护。唐朝女人的服装，在腰后也加上布垫，既美观，又保健。唐时传入日本，日本沿袭并保留了这种带垫的作用，为服饰风格营造了一种模式。同时腰垫还可以作为按摩垫（似今日的按摩巾）。

绳带应用方法：

（1）宽腰带式护腰，具有此法功效，兼有辅助腹肌力量的作用。

（2）体弱之人用习武使用的布质绑带缠腰，有强气壮腰功能。久用缠带，就会使体质得到改善。

（三）案例实施程序与要点

1、2、3、4 的具体内容可参考第一句歌诀的相关内容。

5. 加强肌肉与骨骼的生理功能，无论用药与否，都要保持练功部位的热度。由于热会消磁耗电，故而要适当多次少量地喝些淡盐水，同时练功完毕汗消后，用虎皮、熊皮、狗皮、水獭皮等易于产生摩擦电的毛皮捂着身体一定时间，帮助补充生理电磁，达到早日进入进化录写状态，尽快稳定功夫与功能。

（四）案例示范图与名称

案例1：

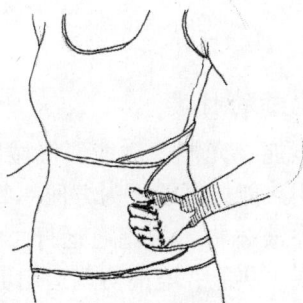

图 10　绳带缠腰

案例2：

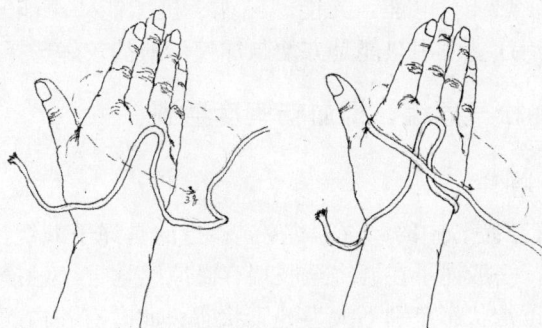

图 11　丝带缠指掌

案例3：

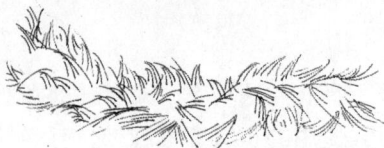

图12　水獭皮与黑狗皮

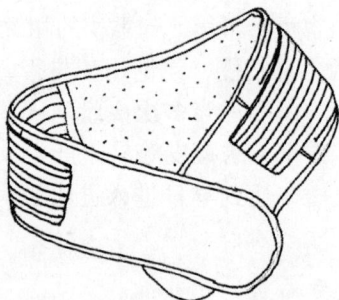

图13　"唐朝腰垫护寒甲，历经霜雪不伤腰"

案例4：

（五）案例中选择能量的种类

在案例1中，热能、电能、光能、磁能、机械能、声能、动能都可以作为选用能量配合治疗。选用热能，可能更为方便一些。

在案例2中，热力助益液体物质的流通运行，电能助益进化信息更新的完成，会有更好的应用效果。热能、电能协调运用更为合理。

在案例3中，热能、电能、光能、磁能、机械能、声能、动能都可以作为选用能量配合治疗。热力助益液体物质的流通运行，电能助益进化信息更新的完成，会有更好的应用效果。热能、电能协调运用更为合理。

在案例4中，热能、电能、光能、磁能、机械能、声能、动能都可以作为选用能量配合治疗。使用热能是方便与加速治愈的较好选择。

四、绳紧绳松气急缓，抑血畅气度量到

（一）文义解释

"绳紧绳松气急缓"中的"绳紧绳松"，指的是绳子缠绕操作中掌握紧与松的程度与状态。一般绳子在缠绕至肢端有微凉感觉时（触摸也有微凉），皮肤颜色与光泽与正常状态差别不大为健康状态；此时有苍白颜色出现在肢端，为体中血行动力不足，为阳衰性缺血症（不一定有贫血病）。此种现象多见于

心脏病人，贫血病人，肝、脾功能不良的病人，缠绕绳子后，肢端皮肤出现灰色、青色，为寒湿阻滞、肝肾功能有损的患者及类风湿患者；缠绳后肢端出现紫红色，或肢端出现暗皮疹，为湿热证的患者；缠绳后肢端出现鸡皮纹（似寒冷应激征），或明显的皮肤毛孔变粗大，皮肤光泽减退，为气虚阳燥证，多见于皮肤病、糖尿病、肝腹水、肝肾功能有损的患者；缠绳后肢端出现暗黄色，则是炎症失控（或胆囊炎患者，或病危至返黄胆的人）特有色，起码为大病将要发作之征象，应该急速做全面体检……由缠绳后的皮纹、皮色、皮肤状态，可以识别气机状态与疾病态。"绳紧绳松气急缓"即是强调，绳紧绳松的使用手法，要与气机急缓的状态相对应。

"抑血畅气度量到"中的"抑血"，指的是抑制与调节血液与液体物质的流行速度和运行状态。"畅气"，指的是畅通能量的数量与运行状态。"度量到"，指的是根据"绳紧绳松气急缓"的调治需要，施行气血调节的抑扬状态。实施抑扬气血，要以实际需要与实际效果为依据。一般抑扬气血的原则是：

（1）气虚血虚的病证，要畅血扬气，要热疗、磁疗、摩疗、药疗、食疗、汗疗诸法同用于结绳扎带的手法中去。

（2）气虚血平的病证，要调节呼吸与能量的补充方式、数量与质量，要磁疗、食疗、摩疗、汗疗法共同辅助应用。

（3）血虚气平的病证，要补血，要药疗、食疗、生理平衡电疗共同使用，气机要稳定。

（4）气盛阴虚燥热的病证，要抑气畅血，针对热燥症状与部位进行"兑时（前12小时与后12小时的钟点数照应一致。如早晨5～7点钟一次，下午5～7点钟也要进行一次同法的治疗）结绳扎带"的治疗，并且配合食疗、洗浴疗、针灸疗。特别强调副交感神经的应时辰调节。

（5）血盛气虚湿热的病证，要用抑血畅气的结绳扎带手法，要注意消炎、除湿并行，畅气辅助光、电、热、磁、旋力、荡力进行巧妙应用，再配合以导引、药疗，就会事半功倍，收效显著。

（6）气血双旺形成燥热或湿热，或中风，或癫狂病，要用绳网的束腰法、束肩法结合电疗（长弧电频疗法）、冷磁疗（磁铁贴于足三里、手内关、人中穴，磁疗一小时中向磁铁外表面喷3次干冰。又叫"三冰五穴贴磁法"）、湿磁疗（药剂与凡士林，或镇静剂与凡士林调和后涂在靠皮肤的磁片一侧进行磁疗），再配合药疗，收效很快，效应时间较为持久。

（7）细菌、病毒侵入体的病证，在消炎杀菌、杀病毒的同时，进行手腕、脚踝扎带并且电疗，有条件时再结合磁圈按摩脚手，用磁片在脊柱涂蓖麻油刮痧，收效更快。如果患者身上有结节、包块，就用盐热灸，之后再刮痧，再碘酊涂抹，会有较好效果。

（8）神经与肌肉受到损伤，应该用"湿浸药加能法"进行治疗。神经损伤通常涂抹新鲜蚯蚓吐出液（活蚯蚓放入饱和糖水所得）再进行电疗；骨骼有闭合性骨伤就涂抹鲜紫苏白糖液，再进行电疗；肌肉损伤用庆大霉素涂抹后电疗，收效会加快许多。

（二）用法举例

1. 方巾浸药

（1）用于疟疾治疗：青蒿 50 克，灰蜘蛛 3 个，蒜轴 5 个，食盐 1 匙，熬水浸泡小方巾，浸后挤出多余水至不滴，放于腋窝下、腹股沟、前额处。每一刻钟拿下方巾浸泡一次。一般连换 5 次。2~3 天可控制疟疾不再发作。对涌泉、神阙艾灸效果更好。

（2）跌打、撞击、砸击的四肢青黑化脓伤，用针刺排出脓血，小方巾上倒上庆大霉素药液，盖在排脓后的皮肤上，配合内服续断、紫苏、伸筋草的汤药，结合服用消炎药，3 天左右可治愈伤区。

（3）脑缺血后遗症、腰椎间盘突出引起的下肢症状，用大活络丹掺入磁铁粉加凡士林调成糊状，夜晚涂在脚心用方巾包裹，白天去掉。结合康复锻炼与电疗，效果较好。

（4）绳带应用方法：①用青蒿鲜汁浸润方巾，缠于头部，有退热、增强免疫力的效用。古时应用此法结合服食蜘蛛汤，用于治疗疟疾、高热不退，效果很好。现在用于阻止无名高烧，仍具有临床辅助退烧的价值与意义。②方巾浸润枸树汁液，包于阴囊处可治疗"绣球风"、阴囊湿疹等病。

2. 子母扣涂药

（1）遇到臂或腿闭合性骨伤，接骨膏或接骨丹调成稠糊，涂在伤处与子母扣无扣面，然后扣朝外缠围在伤处皮肤周围，用另一种扣进行锁贴。便于操作，有益于调整姿势，利于透气愈伤。结合电疗，愈合更快，而且质量良好。

（2）有美容作用，可以在子母扣无扣面涂抹蜂胶与钟乳石的研磨糊状浆液，对皮表进行揉摩（一般是手背、颈部、面部），可以增白皮肤，柔滑皮肤，光亮皮肤、使皮肤增加张力。

（3）搓摩足后跟，可以用金刚砂、冰片加凡士林调为糊膏，用有扣的一边涂抹配制的沙膏反复搓摩，有和阴活血护养皮肤的效果。

（4）绳带应用方法：①胶布贴川芎粉（胶布中心涂抹药粉，贴于选择腰部压痛穴位上），治疗腰肌劳损、腰骨质增生病，有较好的辅助治疗作用。②胶布涂抹鸦胆子油，贴敷鸡眼、刺瘊处，有较好治疗作用。

3. 磁石珠带子（一般5~7排珠子）

旋转摩擦皮肤，对许多慢性疾病都有很好的疗效。磁通量一定要控制在300高斯之下。磁石摩疗之后，最好用干毛巾擦摩皮肤一边，既帮助神经充磁后的平衡调整，又可以把感生电效应转化为有益的生化能量，有利于生理信息强化输录。

绳带应用方法：

（1）磁石做成圆形（或鸭蛋形），旋摩头顶，然后用干毛巾搓揉。此法可以治疗偏头痛、失眠、额顶疼、虚火致耳鸣等症状。

（2）洗澡后用磁石进行全身旋摩，然后用干毛巾擦摩皮肤，有助于排泄内湿，光泽皮肤，增加肌肉弹力，消除疲劳，保持精力强度。这也是道家要求修炼者少洗澡、干洗澡的原因。如果能够及时用磁石帮助保持电磁强度，进而保持精力强度，就需要做此洗澡后处理。

4. "带缠四肢练拍打，强气破阻消瘤体"

武当有一派用樟脑与花椒水处理的带子缠绕四肢，练习拍打功夫。一位学员练习之前在大臂内侧有一个纤维瘤，经过3个月的拍打训练，发现纤维瘤消除了，与周围肌肉组织质感与肤色一致。经过光学影像检查和实验室检验，确实肿瘤消失殆尽。经过5年观察，没有任何复发与不适现象。他把这个方法告诉别人，又用类似方法帮助一人配合治疗治愈了淋巴结节。四肢长有瘤体的患者用此法配合治疗，有一定疗效。

绳带应用方法：

（1）带子缠臂或腿，然后用吞气法"填气"，形成内外压张力，使得血流似常，气（电磁能量与带电胶体微粒）流加速，造成气血梯次加强的效应。此时加上适当拍打，就会造成内压性代谢反应，使得细胞强迫更新再生。

（2）甩带击打健身，可以作为防止肌肉代谢阻留物滞留，形成良好循环动力，保障细胞动力与损伤修复力不衰减。再辅助以内修与能量调节，就能获得较好的进化效果。

（三）案例实施程序与要点

1、2、3、4的具体内容可参考第一句歌诀的相关内容。

5. 头部用浸带技术时，不宜用过高温度热敷绳带。对头部加热过高（与身体温差过大），容易形成疾病（脑血管疾病、神经性头痛、头昏等）。因此温度控制要在23℃~32℃为宜（处理或吸收脑外伤时例外，温度可达到38℃）。

（四）案例示范图与名称

案例1：

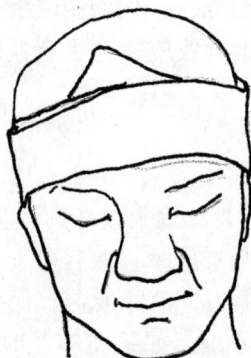

图14　方巾浸药

案例2：

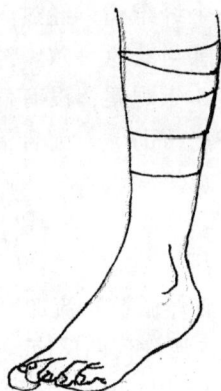

图15　子母扣涂药

案例3：

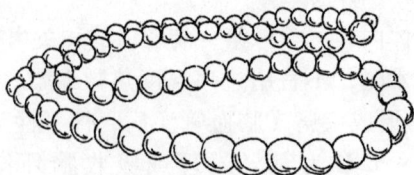

图16　磁石珠带子

案例4:

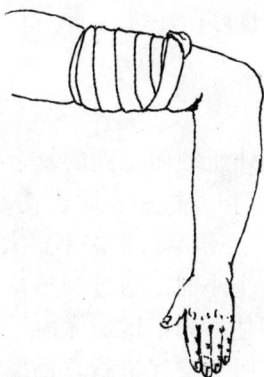

图17 "带缠四肢练拍打，强气破阻消瘤"

（五）案例中选择能量的种类

在案例1、2、3、4中，光能、电能、声能、磁能都可以作为配合治疗的选用能量。由于生长信息强化控制与生理排异机制调动需求，用电能更为优势。

五、绳密绳疏血盈缺，实虚寒热调济好

（一）文义解释

"绳密绳疏血盈缺"中的"绳密"，指的是缠绕在单位长度皮肤区域的绳子扎数较为多而密集。"绳疏"，指的是缠绕在单位长度皮肤区域的绳子扎数较为少而稀疏。对于体质锻炼来说，想得到皮肤与机体抗击撞打的较好效果，就必须用较为少扎数的绳子缠绕肢体，进行击打训练；想得到较好的承受利刃攻击的能力，就要用较多扎数的绳子缠绕肢体。绳子的疏密、绳体的粗细、扎绳的松紧，要配合得当合乎个体实情，才能发挥最佳生理潜能，获得较好的训练效果。对于治疗疾病，一般认为，绳子缠得密而绳体粗，加之扎得紧，用来培养与训练机体肌肉的肌展度、肌韧度、肌抗力。密、粗、紧的扎绳要领可以使得肝肾功能得到强化；绳子缠得疏而绳体细，扎得较松，用来训练机体肌肉的肌张力、肌肉耐磨性、肌肉复原能力。疏、细、松的扎绳方法可以使得脾肺功能得到增强。

"血盈缺"指的是血在机体中充盈与缺少的程度。一般情况下，结绳扎带后的皮肤颜色与平时皮肤颜色比较，出现黑、紫、青、红白、黄、灰的变色，就是血过盈或缺少而显现的生理反应。平衡状态，皮肤基本不变色，皮肤光泽不减，是为恰当量度。

"实虚寒热调济好"中的"实虚寒热"，就是中医所说的虚实寒热。"调

济好"，指的是通过结绳扎带与相关技术，把身体机能与生理形态进行复原，建立起生理各个系统平衡的良好循环状态。

（二）用法举例

1. 细绳密绕治硬结

用软、细布绳涂上獾油炸蚯蚓而得到的复合油，缠绕在身体损伤治愈后的硬结上（压伤、挫伤、砸伤、扭伤、撞击伤，治愈后形成的硬结均可使用），将硬结覆盖住，进行向心推摩。手法不要太重，以推摩后皮肤有少许变软即可。然后缠绳留体表2个小时。通过调整，从延展度、肌张力、皮质润滑度三个方面对疗效进行评估。为了增加体内循环以增加疗效，可以做相应锻炼。练习体能与练习深呼吸要交叉进行。每次活动以鬓角见汗为度。这样治疗与锻炼相结合，就能获得较快、质量较好的疗效。绳子的松紧度要以产生微小的凉、麻、胀感觉较好，不可以出现软的感觉。绳子粗细选择，以缠绳后绳子印迹无紫黑斑点、无陷落半绳的现象最为适宜。绳子的松紧，以皮肤不呈现黑、紫、青、灰为基本尺度。训练完成，要漱饮少量温水，帮助提供与生成需要的生理酶。

绳带应用方法：

（1）烧伤治愈后再施以细绳密缠的手法，结合涂抹消疤药物，就能较快使得皮肤平滑如常态。再施以调色药剂，就能将皮肤修治如常色。

（2）刀疤治疗，也可以参照上述方法。只是最后用深海鱼油替代调色药剂，就能使得皮肤恢复似周围皮肤一样的状态（神经损伤，不在施治范围）。

2. 宽带松缠助生肌

用3寸宽的白布带，涂上用麝香、姜粉炮制过的花生油，较为轻松地缠绕在类风湿病引起的肌肉萎缩区域的皮肤表面。进行适度轻拍与揉摩，能够较快速地帮助肌肉组织生长复原。病人能够配合治疗，练习深呼吸与关节划圆环的活动，会得到更快的复原效果。

绳带应用方法：

（1）用于丰乳、健美长肌肉、丰臀等美体项目。

（2）用于配合增肥，也可采用此法。

3. "密线缠绕无名趾，冰片填脐泄湿热"

用细线缠绕无名趾，使得趾头或趾尖有微微发凉的感觉。然后在肚脐处涂抹上酒精溶解的冰片液。可以帮助排便，有治疗大便干结的作用。如果与带子粘上酒精溶解的冰片溶液摩推尾椎相结合，不但有较好的助通便的功效，还对痔疮有一定的缓解或抑制作用。

绳带应用方法：

（1）配合冷冻疗法，可以在治疗便秘同时进行减肥。

（2）配合食用辣椒爆炒五花肉，可以治疗痔疮。

4. "姜汁带绕胸墥潮，驱寒温中消哮喘"

加热棉油当煮至翻小泡时加入少量熟石灰粉（1 两棉油加 3 克熟石灰粉，下入轻沸的油锅一分钟就下火。此油外用对寒性湿阻形成的疾病有辅助治疗作用），然后取生姜汁液，按照生姜汁与制棉油 8∶1 的比例调制姜汁。调好的姜汁浸泡软布带，风吹干。用这种带子把胸部乳根的位置，围胸墥一周进行缠绕。等每日带子卸下来时有发潮的现象时，就开始对哮喘病起到有效作用了。坚持百日，对寒性哮喘有较好的纠正治疗作用。

绳带应用方法：

（1）此法可以用于治疗儿童习惯性感冒，配合食用姜汁炒蚕蛹，具有更持久的效果（几次后会彻底改变易感冒体质）。

（2）此法可辅助治疗颈椎病（颈后韧带钙化、颈椎骨质增生的疼痛、缓解颈间盘突出症状）。配合按摩、电疗，效果更好。

（三）案例实施程序与要点

1、2、3、4 的具体内容可参考第一句歌诀的相关内容。

5. 治疗肌肉损伤后的硬结时，局部温度可以控制在 39℃～41℃，有利于组织软化。修复韧带损伤，要松弛肌肉时，用 39℃～41℃的热敷加强组织延展性；在用力与运动状态下，温度要控制在 26℃～30℃比较好，可以增加韧带的韧性，增加弹性。

（四）案例示范图与名称

案例 1：

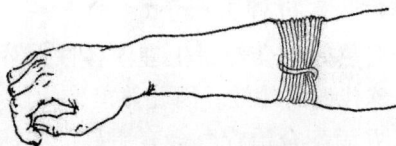

图 18　细绳密绕治硬结

案例 2：

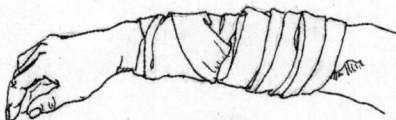

图 19　宽带松缠助生肌

案例3：

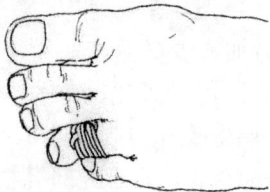

图 20　"密线缠绕无名趾，冰片填脐泄湿热"

案例4：

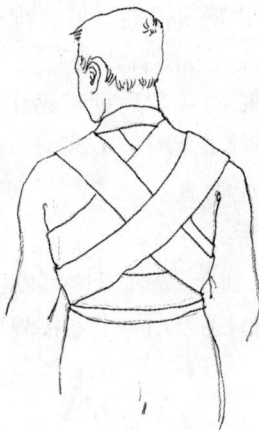

图 21　"姜汁带绕胸塍潮，驱寒温中消哮喘"

（五）案例中选择能量的种类

在案例 1 中，由于温热效应会使得生理液体性循环加强，具有良好的汗腺开通，微循环协调新陈代谢的功效。因此热能作为配合治疗能量必不可少。如果能从生理信息纠正方面配合治疗，会有更好的临床效果。因此还可以同时运用电能和声能作为选用组合能量。

在案例 2、3、4 中，由于温热效应会使得生理液体性循环加强，从生理信息纠正方面配合治疗，也具有同样的需求性。因而热能、电能作为组合选用能量，进行配合治疗，会有更好的临床作用。

案例 4 若加上恰当的磁场物质，会使得效果更为理想。

六、绳平绳节配吐纳，身体进化功能超

（一）文义解释

"绳平绳节配吐纳"中的"绳平绳节"，指的是绳子平顺状态，使用绳带

还是以结节的方式。用结的技术太复杂，必须有能量与场共用，或是一种能量与一定方式的力共用。

"配吐纳"，指的是在结绳扎带技术应用中，可能运用到的 28 种需要配合使用吐纳之方法。这 28 种呼吸吐纳方法为：

1. 等长度呼吸。呼气与吸气的时间、数量大约均等，呼吸频率为常规态。

2. 呼气短吸气长，鼻吸气、口呼气。呼气短吸气长，意在增进生理系统在高氧状况下的运行能力与运动能力，刺激生理调节配置高氧生理酶、高氧运动兴奋内激素、高氧生化产能催化酶等满足训练设定的高氧要求；鼻吸气，是为了引进较为洁净的空气以防止产生不良反应，保护呼吸系统工作质量；口呼气，尽快排除浊气与痰化物。必要时，还引进发出声音的龙吟虎啸功，以加强排浊。

3. 呼气短吸气长，口吸气、鼻呼气（作用同上）。

4. 呼气短吸气长，呼吸均用鼻子进行（作用同上）。

5. 呼气短吸气长，呼吸均用口进行（作用同上）。

6. 呼气长吸气短，鼻吸气、口呼气（作用同上）。

7. 呼气长吸气短，口吸气、鼻呼气（作用同上）。

8. 呼气长吸气短，呼吸均用鼻子进行（作用同上）。

9. 呼气长吸气短，呼吸均用口进行（作用同上）。

10. 呼吸气时均长，鼻吸气、口呼气（作用同上）。

11. 呼吸气时均长，口吸气、鼻呼气，要求呼吸都尽量缓慢进行（作用同上）。

12. 呼吸气时均长，呼吸均用鼻子进行，要求呼吸都尽量缓慢进行（作用同上）。

13. 呼吸气时均长，呼吸均用口进行，呼吸时尽量不要有声音（作用同上）。

14. 呼吸气时均短，鼻吸气、口呼气，吸气有声，呼吸自然（作用同上）。

15. 呼吸气时均短，口吸气（加吞咽气）、鼻呼气，吸气有声，呼吸自然（作用同上）。

16. 呼吸气时均短，呼吸均用鼻子进行（作用同上）。

17. 呼吸气时均短，呼吸均用口进行（作用同上）。

18. 急速等长自由呼吸（呼吸用鼻子、用口随身体的即时反应状态）。

19. 急速自由呼吸（呼气与吸气都无任何限制条件）。

20. 缓慢式自由呼吸（呼气与吸气都无任何限制条件）。

21. 左鼻孔吸气，右鼻孔呼气，不变呼吸频率。

22. 左鼻孔吸气，右鼻孔呼气，加快呼吸频率。

23. 左鼻孔吸气，右鼻孔呼气，减缓呼吸频率。

24. 右鼻孔吸气，左鼻孔呼气，不变呼吸频率。

25. 右鼻孔吸气，左鼻孔呼气，加快呼吸频率。

26. 右鼻孔吸气，左鼻孔呼气，减缓呼吸频率。

27. 踵息式（脚后跟呼吸的方式）呼吸。

28. 胎息式呼吸。

"绳平绳节配吐纳"的意思是：结绳扎带技术中绳子用平顺的方式进行，或者是用结节的方式进行，都要与28种（也叫归星呼吸）呼吸中的对应吐纳配合进行，合乎进度进行实施与控制。

"身体进化功能超"中的"身体进化"，指的是练功者或治疗疾病者的身体生理与功能方面的进化。"功能超"，指的是功能成长，要具有可逆性、递增性地成长，要超越以往最佳状态。

"绳平绳节配吐纳，身体进化功能超"的全句意思为：结绳扎带技术中绳子用平顺的方式进行，或者是用结节的方式进行，都要与28种（也叫归星呼吸）呼吸中对应的吐纳配合进行，合乎进度进行实施与控制，才能使得身体生理与功能进化超越以往，达到新的进化水平。

（二）用法举例

1. 踏节绳

（1）踏并行节绳：在多条打结绳子铺就的地垫上，穿上软鞋进行踏行，可以帮助治疗失眠、高血脂，因血脂过高引起的高血压、头晕等慢性疾病。锻炼很简单，每天只需进行1次，每次5分钟即可。

（2）行走节绳网：把孔径5~10公分的节绳网吊起来，形成绳床。在绳床上练习行走。这样锻炼，可以帮助治疗功能性头痛、消化不良、大肠燥热、结肠炎等病证。

绳带应用方法：

（1）配合服用"消石汤"，可以帮助排尿路结石、泥沙状肾结石、膀胱结石等治疗结石病，具有辅助治疗功效。

（2）肠炎、结肠炎，可以用此法。配合汗吐下手法与药剂疗法，会有较好治疗效果。

2. 腰围绳节

用绳节变成网状宽带，将带网束在腰部，然后进入腰深的水中进行力量训练。呼吸用口吸气，鼻子呼气，呼气长、吸气短的方法进行。配合练习击、抛、举、拉等力量。这样做，可以治疗许多慢性疾病。但是，要注意水的深度不可超过第一腰椎的高度。同时应该有安全防护圈与救护员进行安全保护。

绳带应用方法：

（1）使用此法，可以辅助治疗肾癌、肝癌，具有较好的纠正性治疗效果。

（2）辅助治疗腰椎间盘突出的症状。

3. 滚结绳排

古时为了提高捕猎时对野兽搏斗中的防御能力与进攻能力，就在身体躯干与四肢中段缠绕上带有密结的绳子，把要害部位护住的同时提高了肢体的击打能力，并且可以有充足时间用尖石或边缘锐利的刃石（后代人把这些东西叫做石斧、石刀、石凿等）把野兽击毙，自己不会受到野兽牙齿或爪子的伤害。打结绳具通常是用麻类的皮部纤维制作，或是用兽皮条带制作。为了承受结绳的束缚压力，就需要练习身缠结绳滚地的动作。通过这样锻炼，不但提高了身体组织的硬物承受力，也加强了皮肤与肌肉的抗击打能力。经过长期训练比较，发现了滚结绳排锻炼方法在提高机体承压能力与抗击打力的同时，还具有预防风湿与治疗风湿的作用。继而发展演变，形成了滚钉板（或卧钉板砸石）类的锻炼项目。脚踏突石、脚踏玉米轴、手握沙子、手握黄豆、手插铁砂等项目锻炼，就是结绳类训练内容的演化。

绳带应用方法：

（1）麻袋布上打滚，用来练习皮肤的韧性，同时可以帮助经常皮肤过敏者加强皮肤代谢能力，增强皮肤抗过敏能力。用白薇、薄荷煮过的麻袋布效果更好。

（2）易感冒者也可以用此法进行锻炼。每次锻炼 10 分钟，然后用毛巾类（浴巾、毛巾被、睡衣）东西搓揉皮肤，使皮肤形成潮红状态。

4. 竹板绳带接骨术

古时人的肢体骨折之后，用手法接续对正骨缝，就用竹板扣在断肢肢体上，用带子或绳子对竹板进行绕缠，并且在竹板缝里灌药糊（或缠绕绳具上刷药汁）。如此接骨之后，再对伤损肢体端部进行热按摩或毛皮摩擦，以加强孙络（皮表微细经络）的循环与工作能力。这样就能加快骨痂上痂速度，加快骨骼愈合时间。经过实践总结后又选用涂了牛胆汁的鲜柳树皮，再敷抹上接骨药糊，外边用绳带进行缠绕固定，会进一步提高接骨速度与质量。

绳带应用方法：

（1）在野外救护中，仍然可用刀具将竹子加工成光滑的竹片，用绳带帮助固定，来救助骨折的伤者。

（2）用竹片、绳带固定膝关节，练习弹跳，可以改善跟腱与脚弓肌肉群的组合能力，对防止衰老与检验体衰有着一定的识别意义及防护意义，同时也有增进功能的作用。

（三）案例实施程序与要点

1、2、3、4的具体内容可参考第一句歌诀的相关内容。

5. 水中结绳扎带后，一定要用皮毛按垫对身体皮肤进行摩擦式按摩，尽量使得皮肤有自觉轻微发热为好。这样可以尽快补充身体在水中耗散掉的生理电能，使得机体较快完成代谢物质分解，避免滞留过多的代谢残留物。这样可以保持新陈代谢的质量，提高新生组织的运动性能。

（四）案例示范图与名称

案例1：

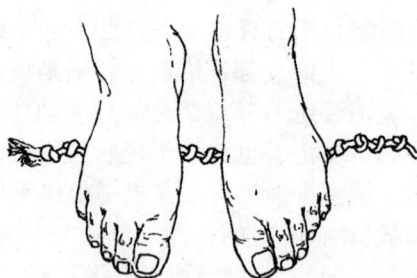

图 22　踏节绳

案例2：

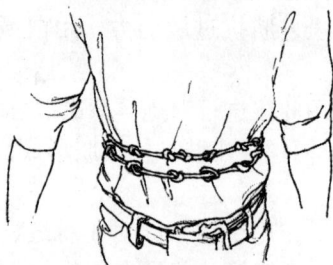

图 23　腰围绳节

案例3：

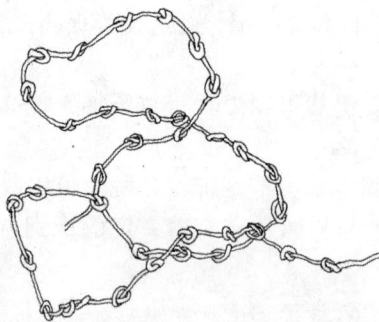

图 24　滚结绳排

案例 4：

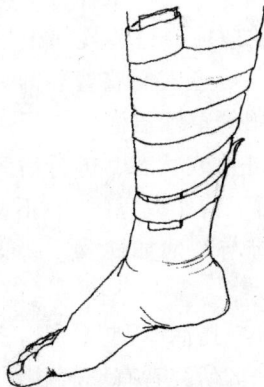

图 25 竹板绳带接骨术

（五）案例中选择能量的种类

在案例 1 中，选用热能进行配合治疗，可以提高液体循环能力，使得预期结果达到满意效用。做完锻炼用热能对脚部进行灸炙，会进一步提高生理调节效果。采用声能，也能助益治疗速度与质量。

在案例 2 中，做过锻炼之后，进行电疗（或用不断摩擦后的皮毛进行摩擦皮肤），电能会使得生理调节效果加快。

在案例 3 中，用热能、声能，用热与电联合进行不适点的刺激处理，就会加快调节预期的到来。

在案例 4 中，选择热能、电能、声能、磁能，都能不同程度地加快疗效。如果能够分别选择适当的操作方法与施加位置，四种情况根据需要进行运用，会有更理想的治疗效果。

七、绳细微丝并带用，扎捆摩刮重症妙

（一）文义解释

"绳细微丝并带用"中的"绳细微丝"，指的是使绳细到几近微丝的程度。"并带用"，指的是用一定的方法把这些细丝合并在一起，形成带子。这样，再按照一定的技巧进行运用，就会收到特殊的作用与预期效果。在远古时代，结丝为带的材料，一般要选用植物皮在水中浸泡发酵，进行击打、抽刮，得到精致纤维。也可以使用动物的毛与绒进行手工旋拧得到如丝细绳。后来人类又发现与使用棉纤维，用旋锥进行手工加工细线。用蚕丝进行纺织，加工成细绳与各种带。还可以用动物皮进行硝化，切割成细条，加工成绳与带。不同的材料制作的带子，医疗功效就不一样。织好的带子用不同的植物

汁液进行浸泡、晾干。使用中药汤液浸泡绳带，作用更加千差万别。用植物液或中药液浸泡带子，再采用能量干涉人体，又会进一步强化生理反应与生理变化，还可能积累形成进化效应。这些规律很早就由神农氏记入《百草浸带》的古文献中。浸带技术，后经人们衣着装饰需要演化染色技术，逐渐又演化为印染技术。而浸草（用鲜草汁浸泡人体用带）技术，仅仅在特殊的流派中，作为练功者调节生理进化或状态、进行治病医疗的方法。而今的人们知道，"密帘水荡平浆匀，细工精作成宣纸。"不密、不细、不活、不荡，就不能出品好的宣纸；植物纤维与"薄如蝉翼、韧似牛皮"的蚕丝薄带，更是精妙繁琐，玄细制成……

"扎捆摩刮重症妙"中的"扎捆摩刮"，扎，是指力度较小的用绳手法；捆，是指力度较大的用绳手法。研究者有"轻扎重捆"的说法。具体一些说；沿着肢体、身体轮廓，将绳带顺皮肤表面缠绕不加力，用打结固定，此种结绳扎带的方法叫做"扎"；缠绕绳带时用较大的力量，使肢体、躯体有皮肤凹收变形现象，对肌肉组织产生压缩力，达到部分生理组织短时间的缺氧，或使得机体内部分组织液体流通减速，此种操作方法叫做"捆"。

由于扎捆，人的机体组织中会产生微量的滞留物（有微量死伤细胞，有液体循环流动物质的营养液，有新陈代谢的老化死亡细胞，有代谢的副产物与脂肪酸等物质），就需要采用恰当的技术与手法，进行清理或调整，使其不影响生理循环持续进行，保证流通数量与质量，保证正常运行生命功能与活力。常用的技术手法：摩，就是用毛、绒、棉，结合药糊、药膏与有效干预物质在身体皮肤表面进行摩擦，使皮肤与皮内组织在挤推力的帮助下，加强对滞留物的分解与"粉碎"，保证新陈代谢合乎需要地进行工作。

摩擦的作用，还可以使绳体物质刺激皮肤，使神经冲动增强而加强体内生理生化反应速度，使滞留物随汗腺通道排出体外。清理干净滞留物，有助于新的营养物质流动运送，提高神经传达与运行能量频率（或叫做频率能量）。否则，滞留物积聚逐渐增多，影响与减退神经传递能量频率（使之频率衰减），进而影响营养液体与血液数量与质量。久而久之，就会使健康质量下降，进而还能够使生理功能减退。达到此种状态的人，应该采用刮痧类手法，帮助机体排出体内滞留物，提高身体生理运行质量。根据疾病与身体状况，还可以选用针灸疗法、拔罐疗法、蒸洗疗法、酒火疗法、生理电平衡疗法等有助于代谢、提高液体物质运行、加强能量助力、纠正衰减的生理电信息的一切助益疗法。

"摩刮"，指的是采用力量与能量施加人体的技术，达到排出体内有害物质与超量代谢物、滞留物的目的。"重症妙"，指的是患得重症的病人应该采用类似于摩刮的医疗方法进行排出体内淤阻，恢复生理功能与机体活性，对康复能力就奇妙调动起来，如同衰老的女人又恢复少年一样，摩刮类技术使得康复呈现奇妙功效。

"扎捆摩刮重症妙"的意思是：结绳扎带技术的轻重调节，配合力量与能量施加的医疗技术进行恰当组合运用，重症的疾病就会收到"积年返少"的医疗效果。

（二）用法举例

1. 带扎热体消癌肿

当癌症（或癌症体切除后的滋生组织）的外围异变成分形成的环境辅助物扩散移动时，会与正常细胞组织产生排异性搏争，形成肢体或局部组织的水肿。此时用白头翁与铁树叶煮水浸泡布带，晾干备用。对肿胀身体与部位进行热疗或熏蒸疗，然后用药制得的布带缠绕肿胀位置的皮肤，使对应的肌肉组织产生一定的压力。之后进行 10～20 分钟运动。每天一次。此种方法，对消解变异成分、杀伤与转化癌细胞组织，有较好的作用。解带后若再施加以摩刮类疗法，会获得更好效果。

绳带应用方法：

（1）用冬瓜皮熬水浸泡绳带进行缠腿按摩，可以减退下肢水肿。

（2）用玉米须、丝瓜络熬水浸泡绳带缠臂按摩，可以减退上肢水肿。

（3）用大黄、牡丹皮熬水浸泡绳带缠体按摩，可以减退腹部水肿。

2. 双带四浸巧调身

遇到多种疾病并行发作的情况，可以根据子午流注的生理运行开阖进行疾病调治。《灵枢》："经脉流行不止，与天同度，与地同纪。"中医学的宇宙观着重天、地、人合一。人体的健康，受节气变化、地理环境、时间运转的影响。每日的十二时辰（每 2 小时为一时辰）与人体的十二条经脉息息相关，而经脉又与人体的五脏六腑相配。三者的关系如下：

时间、时辰／经络、脏腑

23:00 - 1:00　子时/胆

1:00 - 3:00　丑时/肝

3:00 - 5:00　寅时/肺

5:00 - 7:00　卯时/大肠

7:00 - 9:00　辰时/胃

9:00 - 11:00　巳时/脾

11:00 - 13:00　午时/心

13:00 - 15:00　未时/小肠

15:00 - 17:00　申时/膀胱

17:00 - 19:00　酉时/肾

19:00 - 21:00　戌时/心包

21:00 - 23:00　亥时/三焦

根据"子午流注"的定律，如果经常在某时辰感到某脏腑不适，可能是该脏腑受病邪入侵，或较虚弱所致。不过，由于脏腑互相影响，问题可能出在其他脏腑。

子午流注是我国古代中医圣贤揭示出来的一种规律：因太阳与地球位置的变化，其引力使人体的 12 条经脉在 12 个不同的时辰有盛有衰。

子时（23 点至 1 点），胆经最旺。中医理论认为，"肝之余气，泄于胆，聚而成精。胆为中正之官，五脏六腑取决于胆。气以壮胆，邪不能侵。胆气虚则怯，气短，谋虑而不能决断。"由此可见胆的重要性。胆汁需要新陈代谢。人在子时前入眠，胆方能完成代谢。"胆有多清，脑有多清。"凡在子时前 1～2 小时入睡者，晨醒后头脑清晰、气色红润。反之，经常子时前不入睡者，则气色青白，特别是胆汁无法正常新陈代谢而变浓结晶，犹如海水中水分蒸发后盐分浓而晒成盐一般，形成结石一类病证，其中一部分人还会因此而"胆怯"。

丑时（1 点至 3 点），肝经最旺。肝藏血。人的思维和行动要靠肝血的支持，废旧的血液需要淘汰，新鲜血液需要产生，这种代谢通常在肝经最旺的丑时完成。中医理论认为，"人卧则血归于肝。"如果丑时前未入睡者，面色青灰，情志倦怠而躁，易生肝病。

寅时（3 点至 5 点），肺经最旺。"肺朝百脉。"肝在丑时把血液推陈出新之后，将新鲜血液提供给肺，通过肺送往全身。所以人在清晨面色红润，精力充沛。

卯时（5 点至 7 点），大肠经最旺。"肺与大肠相表里。"肺将充足的新鲜血液布满全身，紧接着促进大肠经进入兴奋状态，完成吸收食物中水分与营养、排出渣滓的过程。

辰时（7 点至 9 点），胃经最旺。人在 7 点吃早饭最容易消化，如果胃火过盛，会出现嘴唇干裂或生疮。

巳时（9 点至 11 点），脾经最旺。"脾主运化，脾统血。"脾是消化、吸收、排泄的总调度，又是人体血液的统领。"脾开窍于口，其华在唇。"脾的功能好，消化吸收好，血的质量好，嘴唇才是红润的。唇白标志血气不足，唇暗、唇紫标志寒入脾经。

午时（11 点至 13 点），心经最旺。"心主神明，开窍于舌，其华在面。"心气推动血液运行，养神、养气、养筋。人在午时能睡片刻，对于养心大有好处，可使下午乃至晚上精力充沛。

未时（13 点至 15 点），小肠经最旺。小肠分清别浊，把水液归于膀胱，糟粕送入大肠，精华上输送于脾。小肠经在未时对人一天的营养进行调整。

申时（15 点至 17 点），膀胱经最旺。膀胱贮藏水液和津液，水液排出体外，津液循环在体内。若膀胱有热可致膀胱咳，且咳而遗尿。

酉时（17 点至 19 点），肾经最旺。肾藏生殖之精和五脏六腑之精。肾为先天之根。人体经过申时泻火排毒，肾在酉时进入贮藏精华的阶段。

戌时（19 点至 21 点），心包经最旺。"心包为心之外膜，附有脉络，气血通行之道。邪不能容，容之心伤。"心包是心的保护组织，又是气血通道。心包经戌时兴旺，可清除心脏周围外邪，使心脏处于完好状态。

亥时（21 点至 23 点），三焦经是六腑中最大的腑，具有主持诸气、疏通水道的作用。亥时三焦通百脉。人如果在亥时睡眠，百脉可休养生息，对身体十分有益。

通过上面讲解每日 12 个时辰与人体 12 条经脉的关系，人是大自然的组成部分，人的生活习惯应该符合自然规律。把人的脏腑在 12 个时辰中的兴衰联系起来看，则是环环相扣，十分有序：

子时（23 点至 1 点）胆经旺，胆汁推陈出新。

丑时（1 点至 3 点）肝经旺，肝血推陈出新。

寅时（3 点至 5 点）肺经旺，将肝贮藏的新鲜血液输送于百脉，迎接新的一天的到来。

卯时（5 点至 7 点）大肠经旺，有利于排泄。

辰时（7 点至 9 点）胃经旺，有利于消化。

巳时（9 点至 11 点）脾经旺，有利于吸收营养、生血。

午时（11 点至 13 点）心经旺，有利于周身血液循环，心火生胃土，有利于消化。

未时（13 点至 15 点）小肠经旺，有利于吸收营养。

申时（15 点至 17 点）膀胱经旺，有利于泻掉小肠下注的水液及周身的"火气"。

酉时（17 点至 19 点）肾经旺，有利于贮藏一日的脏腑之精华。

戌时（19 点至 21 点）心包经旺，清理心脏周围的病邪，以利人进入睡眠，百脉休养生息。

亥时（21 点至 23 点）三焦通百脉，人应该进入睡眠，百脉休养生息。

从亥时（21 点）开始到寅时（5 点）结束，是人体细胞休养生息、推陈出新的时间，也是人随地球旋转到背向太阳的一面，阴主静，是人睡眠的良辰，此时休息，才会有良好的身体和精神状态。

子午流注逐日按时定穴歌：

甲日戌时胆窍阴，丙子时中前谷荥，

戊寅陷谷阳明俞，返本丘墟木在寅，
庚辰经注阳溪穴，壬午膀胱委中寻，
甲申时纳三焦水，荥合天干取液门。
乙日酉时肝大敦，丁亥时荥少府心，
己丑太白太冲穴，辛卯经渠是肺经，
癸巳肾宫阴谷合，乙未劳宫火穴荥。
丙日申时少泽当，戊戌内庭治胀康，
庚子时在三间俞，本原腕骨可祛黄，
壬寅经火昆仑上，甲辰阳陵泉合长，
丙午时受三焦木，中渚之中仔细详。
丁日未时心少冲，己酉大都脾土逢，
辛亥太渊神门穴，癸丑复溜肾水通，
乙卯肝经曲泉合，丁巳包络大陵中。
戊日午时历兑先，庚申荥穴二间迁，
壬戌膀胱寻束骨，冲阳土穴必还原，
甲子胆经阳辅是，丙寅小海穴安然，
戊辰气纳三焦脉，经穴支沟刺必痊。
己日巳时隐白始，辛未时中鱼际取，
癸酉太溪太白原，乙亥中封内踝比，
丁丑时合少海心，己卯间使包络止。
庚日辰时商阳居，壬午膀胱通谷之，
甲申临泣为俞木，合谷金原返本归，
丙戌小肠阳谷火，戊子时居三里宜，
庚寅气纳三焦合，天井之中不用疑。
辛日卯时少商本，癸巳然谷何须忖，
乙未太冲原太渊，丁酉心经灵道引，
己亥脾合阴陵泉，辛丑曲泽包络准。
壬日寅时起至阴，甲辰胆脉侠溪荥，
丙午小肠后溪俞，返求京骨本原寻，
三焦寄有阳池穴，返本还原似嫡亲。
戊申时注解溪胃，大肠庚戌曲池真，
壬子气纳三焦寄，井穴关冲一片金，
关冲属金壬属水，子母相生恩义深。
癸日亥时井涌泉，乙丑行间穴必然，
丁卯俞穴神门是，本寻肾水太溪原，

包络大陵原并过，己巳商丘内踝边，

辛未肺经合尺泽，癸酉中冲包络连，

子午截时安定穴，留传后学莫忘言。

在不同的时段，用对应中药方剂药汁浸泡绳带，调治效果也不相同。如一个运动员小腿长疮，又得了红眼病。用茵陈、枣仁煮水浸带缠头，用针刺排出疮内脓血，用庆大霉素涂抹刺后的皮肤，配合消炎用药。3 天两种病都可痊愈。此种结合，也符合"饱疮饿眼"、"干疮湿眼"的治疗古语。在糖尿病与癌症的并发症辅助治疗上，此种方法也能起到一定的疗效。

绳带应用方法：

（1）胆经不足，致使体内积留毒素不能分解干净，导致神经衰弱，可以用茵陈煮水浸泡绳带，子时缠绕于四肢小肢段（小臂、小腿），于子时进行脊柱按摩，或自己练习洗髓功。

（2）肝经不足，血行不畅，筋与肌腱力度比常人要差，可以用麦芽、茵陈、冰片、芒硝煮水浸泡绳带，于丑时缠绕于腿部各段（小腿、大腿），进行按摩脊柱或自己练习洗髓功。

3. 热带烧治腮腺炎

用灯芯草蘸棉油，点上火焰，立即吹灭留有红火头，然后在痄腮的耳背上缘找上颞穴或耳背上方无毛区域选择血管鼓起处，用灯芯草火头按压在对应皮肤上，听到"啪"的一声响，就算完成治疗。然后安排病人用食盐水每小时一次漱口。很快就能抑制疾病，使疾病得到治疗。

绳带应用方法：

（1）绒绳或灯芯草蘸棉油点燃，烧压在口唇内侧的地仓穴内面，用盐水漱口，配合服用消炎药，可以治疗顽固复发的痔疮。

（2）绒绳或灯芯草蘸棉油点燃，烧压在大杼穴与肺腧穴，以碘伏液涂抹，配合服用消炎药，对儿童反复发作的支气管炎症引起的哮喘有治疗作用。

4. "刮足跟敷小茴香糊，网上加带热熨脚踵"

对胰岛素非依赖性的糖尿病患者，可试试在脚后跟涂抹蚯蚓酒溶液（将蚯蚓放入 50% 乙醇度数的瓶中 3 天以上，就可以应用）润 15 分钟后，用牛角刮板或竹刮板从前向后刮推，至脚后跟出现潮红为宜。然后用鲜小茴香捣烂如泥，摊敷在刮过的脚后跟上，用网状布带缠包裹住药糊与脚后跟。包好后用热水袋调温度至 45℃，压在包过药糊的脚后跟处。每次热敷 1 小时。每日 1 次。

绳带应用方法：

（1）用酒精泡洗脚后跟，涂抹硼砂软膏（可用硼砂、朱砂、凡士林膏自己调制按摩膏替代），进行刮痧与按摩，辅助治疗癫狂症效果很好。

（2）用血余炭、葱泥、芝麻油调成膏状，包在脚后跟6小时后进行刮痧。然后再包敷与脚后跟处，可以治疗跟腱炎与跟踵骨刺。

（三）案例实施程序与要点

1、2、3、4的具体内容可参考第一句歌诀的相关内容。

5. 配合治疗癌肿时，温度控制稍微高一些较好。一般控制局部温度在43℃左右为佳。边做要边漱，饮一些苏打水，这样可以加强正常细胞组织的活性，而加大抑制癌肿细胞的活性，利于机体清除癌细胞。

6. 治疗眼睛疾病时，温度控制在30℃~40℃为宜。同时要注意治疗前空腹或半空腹（健康程度好的人可空腹治疗，身体较弱者可半空腹），这样有助于眼部淤滞的清除。

（四）案例示范图与名称

案例1：

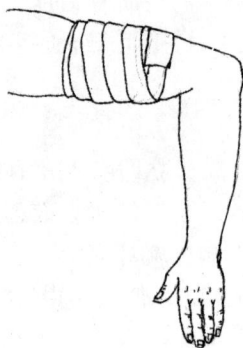

图26　带扎热体消癌肿

案例2：

配图可用子午流注表（根据本书"子午流注逐日按时定穴歌"绘制）

支时／开穴　　干日	子	丑	寅	卯	辰	巳	午	未	申	酉	戌	亥
甲	谷、荥		陷谷 阳明俞		阳溪		委中		三焦		窍、阴	
乙		太冲		经渠		阳谷	劳宫		大敦			少府
丙	三间 三焦俞		昆仑	腕骨	阳陵泉		三焦	中渚	少泽		内庭	
丁		复溜		曲泉		大陵	少冲		大都			神门 大渊
戊	阳辅		小海		三焦、冲阳	历兑		二间		束骨	支沟	

续　表

支时 干日　开穴	子	丑	寅	卯	辰	巳	午	未	申	酉	戌	亥
己		少海		间使		隐白		鱼际		太溪 太白		中材 内踝
庚	足三里 手三里		三焦		商阳		膀胱 通谷	临泣		小肠俞 合谷		
辛		曲泽		少商		然谷	太冲 太渊		灵道			阴陵泉
壬	三焦俞		至阴		侠溪		小肠俞 后溪	京门、 解溪腕骨		曲池		
癸		行间		太溪、神 门大陵		商丘 内踝		尺泽		中冲		涌泉
旺经	胆	肝	肺	大肠	胃	脾	心	小肠	膀胱	肾	心包	三焦

案例3：

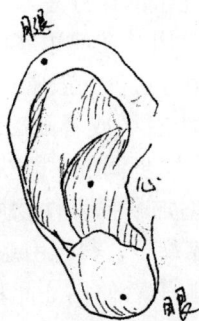

图27　热带烧治腮腺炎

案例4：

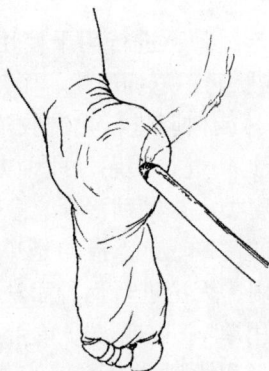

图28　"刮足跟敷小茴香糊，网上加带热熨脚踵"

（五）案例中选择能量的种类

在案例1中，热能是必须配合应用的能量。此外，应用电能、磁能、声能、光能，都具有促进治疗的作用。用热能与适当的电疗，是选用最少能量种类组合，能较好解决问题的配合治疗能量群。

在案例2中，声能、电能运用恰当，会使得效果更为显著，更加迅速。

在案例3中，热能是必须配合应用的能量，恰当的电能运用可以提高治疗时效与质量。

在案例4中，热能是必须配合应用的能量，恰当地运用电能可以提高治疗时效与质量。透过网带进行电疗，有助于药物渗透，可以加快疗速。

八、配以药汁浸绳带，单复闭敞似兵韬

（一）文义解释

"配以药汁浸绳带"，结绳扎带的医疗手法技术，配合植物鲜汁、中药汁或西药溶液浸泡绳带进行临床应用，在前边案例中已经多次举例。在此处需要简单讨论一下绳带浸药的常用方法。一般常用的绳带浸药技术为：

（1）药汁浸泡绳带后趁热使用（或者随时浸泡随时应用）。此种方法常用于需要药物、能量与身体状态同步调节才能获得较好的临床效果情况。

（2）药汁浸泡后冷敷，以增加易挥发性物质的作用时间，达到增加疗效的目的。此种方法，多用于治疗痱子、热毒引起的疖疹等情况。

（3）药汁浸泡绳带，进行晾干后使用。此种方法，多应用于陈旧性损伤造成的软组织后遗症、神经的损伤与占位性压迫、脑中风后遗症等情况。

（4）鲜药榨汁浸泡绳带后直接使用。此种方法，多用于新鲜跌打损伤、闭合性骨伤、红伤（利器造成的肌肉组织有开放性裂纹的软组织损伤）等情况。

（5）鲜药汁或中药汁浸泡绳带，进行阴干使用（防止某些成分热分解或光分解）。此种方法，多用皮肤病、疮痈溃烂、眼疾等情况。

（6）药汁用蜂蜡或凡士林或树脂进行熬制收浓，称为膏状，然后涂抹在带上（或方布上或方牛皮纸上）进行使用。此种方法，多用于闭合骨折、软组织挫伤、神经压迫症、肿瘤类疾病辅助治疗、急性风寒症、风湿病等情况。

"单复闭敞似兵韬"中的"单复"，指的是单带应用技术与多带应用技术。一种性质的带子进行使用，无论进行何种手法变化，无论带子有多少条，无论是什么形状，都叫做"用单"，也叫做"单带技术"。超过一种性质的带子（浸药带与无药带、两种及以上种类药剂浸泡的带子、鲜药汁浸泡的带子与中药汁浸泡的带子）在一起进行应用，叫做"用多"，也叫做"多带技术"。需要提示的是，多带技术中还分有几种情况：①同步多带技术（同一个

时间段应用的多带技术）；②异步多带技术（多带技术分批、不同时间段地应用在身体上）；③交叉多带技术（同步多带技术与异步多带技术轮换应用）。

"闭敞"，指的是绳带闭合应用，或者是敞开应用的时间、症状的控制技术。闭，在此指的是绳带的闭合应用，也就是缠绕绳带要有结扣固定。敞，指的是绳带的不打结扣进行应用，或者解开结扣进行绳带使用，对绳带不固定松紧。整句意思是，使用单带与多带技术，控制用带时间与间歇时间，就如同兵法韬略一样玄妙。

（二）用法举例

1. 敞绳闭带

练功人为了身体获得良好的灵敏性与平衡控制能力，可以用绳子悬空，两端固定在树木上、树桩上、木桩上、壁架上等牢固的物体上。人在绳上练习卧功、练习睡觉。此项锻炼，必须与白天的腰和腿的绑带技术联合应用，才能将韧力、弹力与爆发力都得到理想的提高，与灵敏性、劲力相吻合。此种练习，用的都是闭带技术。演员、运动员、习武的人士，都可以应用此种方法，帮助训练基本功，改善神经反射的灵敏度，增加肌肉组织的韧力、弹力与爆发力。

绳带应用方法：

（1）摇篮育儿，可以增加儿童身体运动协调能力。有助于纠正恐高症、脊神经发育障碍（重症肌无力、脊肌神经发育不全、脑积水）等，具有辅助治疗或健身益智功能。

（2）成人定期卧眠于吊床（网状吊床），有助于副交感神经修复血压、肌腱活度，是一种被动健身的方法。对治疗神经衰弱、失眠、偏头痛有辅助作用。

2. 悬布闭带

古时治疗疥疮有一种方法是用硫黄、雄黄、月各石、百部、苦参、秦艽、花椒熬水，浸泡干净的棉白布，晾干悬挂白布称为悬吊床（帆布吊床或摇晃床）。得疥疮者在药液洗浴后躺在悬床上，进行悬荡。荡的幅度不要太大。药浴与荡药布床，会使疥疮加快治愈。以布带再包着药渣，缠在腰间，将药渣固定在肚脐处，会使临床效果进一步提高。

绳带应用方法：

（1）卧于安乐椅上睡眠治疗肝癌、胆囊癌，有加速与升效作用。配合练习气功或吞气功，有很好的辅助治疗效果。

（2）有尿床毛病的儿童在摇晃床上睡眠，加上服用海螵蛸、土元水，具有治疗作用。睡安乐椅，也具有辅助治疗作用（天热用安乐椅，天冷用摇晃床比较合适）。白日健身，骑木马、荡秋千，也具有改善腹胯肌群的功用。

3. 常见疾病药浸绳带治疗举例

（1）松胶薄荷敷皮缠带治皮疹。

（2）松胶姜粉封脐缠带治咳嗽。

（3）杏胶枣仁粉填脐缠带治哮喘（过敏者加西斯敏粉）。

（4）蜂胶葱粉敷皮缠带治挫伤（拉伤，扭伤等均可）。

（5）糖水蚯蚓液涂皮缠带治血包（运动撕裂伤类）。

（6）皮胶姜粉敷贴华盖缠带治炎症。

（7）木胶葎草浓汁涂踝缠带治腹泻。

（8）芹菜汁胶封脐治肾炎（慢肾加蚂蟥粉）。

（9）苹果胶麦秸水熬糊涂带缠腰治血尿。

绳带应用方法：

（1）用仙人掌泥、熟石灰粉、木香调制成糊，贴于天突、肚脐处，可辅助治疗胃癌、贲门癌、食道癌（食咽癌）等癌症。

（2）用贴敷香蕉皮于背部肝腧穴，可以辅助治疗眼疾。

4. 重病擦摩四掌（手两掌、足两掌）治疗举例

（1）脑出血病人休克被送进医院进入抢救间挂药液时，用易产生静电的化纤带子对手掌、脚后跟与足掌进行从脚尖摩推至脚后跟的擦式轻度刺激（脚后跟用软布垫起一些，有助于神经功能刺激性维护，可以使预后不留后遗症或减少后遗症）患者，病人意识清醒时间会加快，脑部病证缓解后不留后遗症（行为失控，重心不稳、偏瘫、口舌不清、大小便失禁等）。

（2）用适量蟾酥溶于稀白糖水（含白糖3%）50毫升中：①用布带蘸水对脚掌心进行摩擦各2分钟。②然后蘸水使布带不滴水后缠于肚脐高度的腰围一周，留带时间6个小时。③每日擦摩脚掌心与围带对皮肤微量供药一次。此法可作为肝硬化患者的辅助治疗，对中早期肝癌病人也有较好的作用。

（3）用姜汁浸带摩擦手掌与脚掌，对化疗引起的呕吐与胃部不适症状能够减轻（对于药物治疗中禁忌用姜者不可用此法）。

（4）对手术后进入苏醒期的病人，用易产生静电的化纤带子对手掌、脚后跟与足掌进行从脚尖摩推至脚后跟的擦式轻度刺激，病人意识清醒复苏时间会加快。

（5）用砒霜适量，苦杏仁粉1克，黄酒炒蜂蜜适量，配成两块贴膏，贴于两边股骨头处的皮肤上。然后用樟脑1克，血竭1克用白酒燃后液体调稀糊，布带蘸药液后产于脚踝处，每天在皮肤上贴10小时，对治疗股骨头坏死有大的（也会是关键的）促进作用。

（6）治疗白血病，用适量砒霜，1克桃仁粉，用小米汤送服。然后进行带子转圈摩脚掌与手掌，可以帮助治疗。

（7）对老年痴呆治疗时用有磁性的带子（自制中间缝入磁石的带子）反复摩擦足掌与手掌，结合蚕蛹煮蚕豆使用，有恢复神志的作用。

（8）对骨折病人进行手脚掌部进行带子摩擦，有助于骨质结痂。

（9）用蚕豆食用，结合蚕豆皮泡水浸带，对手掌与足掌进行带子摩皮，有助于帕金森综合征治疗。

绳带应用方法：

（1）癌症化疗或放疗病人能够多用绳带擦摩手掌与脚掌，有助于提高新陈代谢及提高免疫力，对康复有积极意义。

（2）最重体力劳动与高强度运动后的人进行绳带摩擦手掌与脚掌，有助于新陈代谢、消除疲劳感、恢复精力与体力。配合饮食与物质诱导性护养，就会提高机体代偿能力，改善与增进体质。

（三）案例实施程序与要点

1、2、3、4 的具体内容可参考第一句歌诀的相关内容。

5. 有雄黄、硫黄类药物的治疗，温度不要过高，容易形成过氧化效应（易产生漂白作用）。同时注意皮肤不要有开口创伤，容易产生皮肤疹子、疖子等皮肤过激。

（四）案例示范图与名称

案例1：

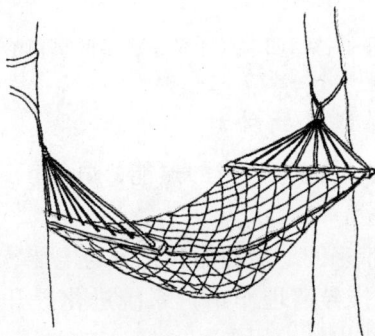

图29 敞绳闭带

案例2：

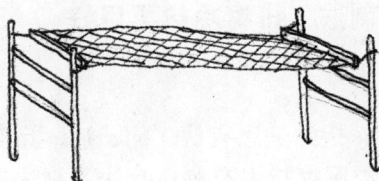

图30 悬布闭带

案例3：

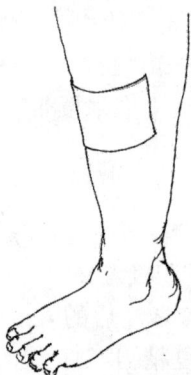

图31　常见疾病药浸绳带治疗举偶

案例4：

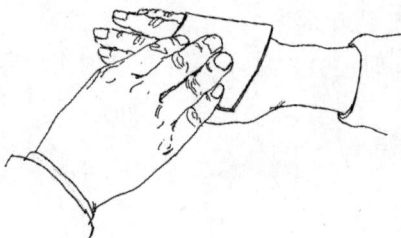

图32　重病擦摩四掌（手两掌、足两掌）治疗举偶

（五）案例中选择能量的种类

在案例1中，势能、动能、恰当的热能、电能、声能、磁能等，均可以作为配合治疗的选用能量。

在案例2中，风力带来的动能势能转化，与电能、磁能联合运用、声能，就会促进体内的排毒（排异清理作用）系统进化提升。仅用绳网动荡用药，也能将常规药物吸收与排出体内积毒。

在案例3中，热能、电能、声能、磁能量场等均可以达到提速治疗效应。

在案例4中，温热，声能、磁场都能提高治疗效用。

九、痹痈疮疖配刺法，排毒冷热要用好

（一）文义解释

"痹痈疮疖配刺法"，指的是患有痹、痈、疮、疖类疾病，可以配合刺法类技术进行医疗。刺法类医疗技术有刺血疗法、割法、穿脓法……刺法对疮

毒的外排,有着很重要的作用。尤其是排毒时机与排毒步骤的把握,非常紧要。疮不熟不可排,熟透时要把疮毒干净、快速地排出体外。至化脓时,无论如何都应该进行排脓消炎,去腐以除病源、生新肌。疖子在体,要刺挑清除再加以消炎处理。疖子在颈与头面,应以消炎为主(一是美容之需,二是疖子感染细菌或病毒时易侵犯大脑),至消炎无效而致化脓,就必须进行手术清理(按手术要求进行消毒环境、设备与器具,用药达到手术护理的相关条件)。痹毒可先尝试拔毒膏集中毒素,进行刺排,或者用药浸带缠裹进行排毒(可能出现黄水疮或皮疹)。拔毒刺排之后,要进行消毒与消炎,所以贴消毒膏或西药消炎。

"排毒冷热要用好",是说排毒的手法操作,冷热能量控制的方式要应用得当。冷热能量选择与上述四类疾病的关系可总结为:治疗要用热能量,助药散游消疥毒。治痈要闷表皮汗,药石化毒易出根。治疮要用凉风吹,风力散药生肌助肌肉增生信息调动运行。治疖要用冷(降低温度)助结固蛋白,固化疖子要尽快黑头,以标示将异变体或外来冲突信息体封固完成。"冷热能量要用准,身体排毒添康寿。"用平常话说:治疗疥疮类要用加热的能量,帮助药物成分在体内散开游动,对疥毒进行消杀,发挥较好的临床作用;治疗痈类疾病要用热与封闭皮肤表面,在表皮缺氧的情况下,微循环就会因为缺氧密闭,形成相对湿润的区域生理环境,有利于痈区组织的分化透药,为消解或割痈创造较好的前期条件。治疗疮类疾病,要产生凉爽的局部或整体环境,帮助皮肤因风凉引起生理电皮表生肌电频能量的启动,使得机体在消炎的同时尽快生成细胞的生理组织编结。治疗疖症,造成低温环境,有利于临床效用,使得疖子尽快固化黑头,可以排挤出体。

(二) 用法举例

1. 扎带呼吸刺疖疹

患有多年慢性病的人,可以用姜汁、薄荷汁浸泡绑腿,晾干缠绕小腿,进行适量运动。运动后解下绑腿,站桩练习深呼吸。这样有助于体内湿毒与积滞物排出体表。体内湿毒与积滞物较多者,就会在表皮起疖疹或类似毒素积聚体,可以用针灸针或三棱针消毒后对疖疹体刺破排血或脓水或死凝脂肪。然后用碘酊涂抹消毒。反复使用此法,配合主病治疗,可治疗多年顽疾。

绳带应用方法:

(1)在大树与植物茂盛区域用力于肢体,同时用力呼吸,在精力与体力充足时练习记忆力或体能技巧。如果产生上火性炎症、脓疱,就用三棱针刺破皮肤炎症区或脓疱表皮,排除血液与污血,涂抹碘酒(碘伏液)或贴口贴。必要时配合服用消炎剂(中成药最好)。此法既可用于改善体质,也可以配合治疗实证性疾病。

（2）牙床起疱要刺破，排尽污血，涂抹碘伏液，口服消炎剂（必要时加大蒜）。此法既是保护牙系统的有效优化方法，也是治疗晚期癌症及扩散性癌症的一个重要配合方法。

2. 绕带拔罐脓化毒

在腰部缠绕几圈布带，进行深呼吸运动，将身体用意识充满空气。然后向前、后、左、右弯曲身体，检查疼痛与不舒适的点位，进行标记。用细绒绳点或熄焰，留红火头对标记点进行迅速灼烧，形成不破皮的小烫印。涂抹蓖麻油与烫点皮肤。等化脓变色，使皮肤有小疱疹或脱皮，就赶快清除皮肤脓、黄水、黏液体等，用消炎软膏（无极膏、消炎膏等）涂抹患处创面。这样可以把将要恶化的湿毒与积滞物在临界安全期排除出去，保证身体健康。

注意：

（1）易发烧、易过敏的体质不要使用此法。

（2）使用区域，上不超过脖颈，下不过膝。

（3）疤痕体质不要使用此法，防止造成疤痕。

绳带应用方法：

（1）治疗反复发作的疾病，用此法治疗意义重大。不但可以治疗抑制眼前症状，也对根因性病源有清除与阻止作用。

（2）治疗癌症的初期，最好应用此法配合治疗。有助于泄毒、祛邪、阻止变异细胞的环境支持（尤其是液态物质环境生成）。

3. "软膏为带施电能，巧治顽溃愈顽疾"

乳腺癌或一些癌症放疗后，有一些病人会产生纤维化生理组织。时间久了，还会产生溃烂。这些溃烂的机体，很难愈合。如果在治疗用的药膏中加入少量的提纯食盐，把混合药膏涂在溃烂的皮肤上，进行特定调制的导电治疗。这样，由于纤维化组织与变异细胞的电能适应性差，加上药物载能作用，很快就受到抑制，消失了类真菌效应。而正常生理组织，在电能作用下，就可发挥生理复制与记忆修复作用。溃疡面就很快被修复完成了微循环的四大功能（液体物质循环传导作用，能量传导作用，生理信息反射作用，生理识别与防卫作用）。这种能量通过软膏形成的能态带，对许多造成表皮溃烂或异变的疾病，有重要的辅助治疗作用。

绳带应用方法：

（1）颈椎药膏涂抹治疗颈椎病，配合按摩或电疗。腰椎药膏涂抹治疗腰椎病，配合按摩或电疗，或磁疗、热疗。

（2）脊柱涂抹药膏，练习洗髓功或与按摩疗法配合，治疗慢性肠炎，慢性结肠炎，是自主重建功能治疗方法。

4. "滴蜡围带去阻滞，风湿寒阻拔透表"

在治疗风湿、类风湿时，可以滴蜡覆盖疼痛处及附近的表皮。通过热能、负压吸拔、蜡体吸附的作用，把类风湿因子对应的变异组织通过耐热选筛，将正常组织区分出来（变异体热抗力与热适应力都不能达到53℃。达到或超过这个温度，变异细胞组织及环境液态成分就会被平衡机制识别与清除）。这样处理之后，再用药物进行治疗，就会把失去药物抵抗能力的类风湿成分成功清除掉。在滴蜡时，热能会将酸腐物质进行分解，并逐渐以负压效应吸出体表。因此这类疾病遇到合适的蜡疗操作，就能得到良好基础治疗。

绳带应用方法：

（1）对受冷水刺激、制冷空调风吹，造成肢体与关节疼痛的病证，都可以用滴蜡覆盖疗法进行治疗。效果一般都很好。

（2）登山、旅游造成的肌肉酸痛，也可以用滴蜡方法进行覆盖或围带式治疗，会形成有效的热能分解效应与负压促进循环效应，有加速消痛及解除疲劳的作用。

（三）案例实施程序与要点

1、2、3、4的具体内容可参考第一句歌诀的相关内容。

5. 本节中的配合应用结绳扎带，应把实施中的无菌消毒与结束后的消炎、清洁工作做到标准要求。避免治疗中的感染与治疗后的感染。

（四）案例示范图与名称

案例1：

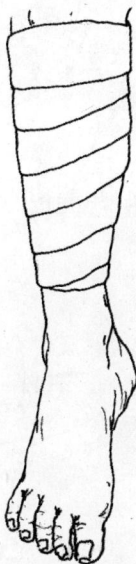

图33　扎带呼吸刺疖疹

案例2：

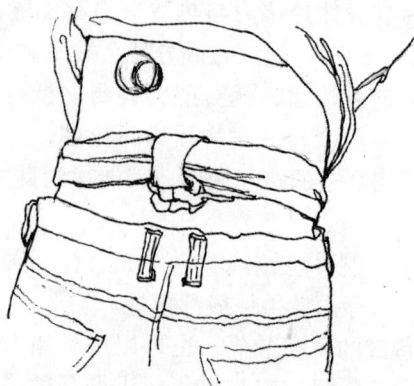

图34　绕带拔罐脓化毒

案例3：

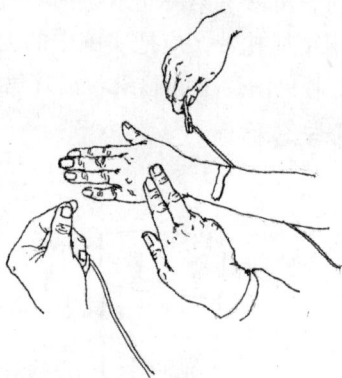

图35　"软膏为带施电能，巧治顽溃愈顽疾"

案例4：

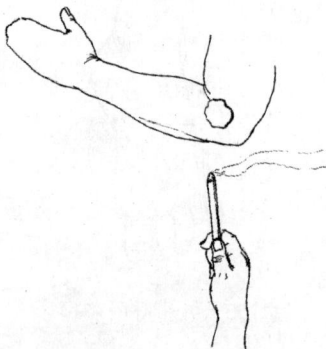

图36　"滴蜡围带去阻滞，风湿寒阻拔透表"

（五）案例中选择能量的种类：

在案例 1 中，使用热能之后，再使用电能进行辅助治疗，就会取得较为理想的结果。

在案例 2 中，热能配合治疗。进行愈合收口时，再施以电疗较好。

在案例 3 中，先施加电能进行愈合创口治疗。收口之后再施加热能，较少引起腐蚀性扩散。

在案例 4 中，注意热能、声能、电能、光能进行传递与再现的电调制技术。共同运用时，时机与形式要搭配得当。

十、恶痈顽疮用药石，刺拔轮阵把病消

（一）文义解释

"恶痈顽疮用药石"中的"恶痈顽疮"，指的是诱发皮肤癌或其他癌症与疑难顽症的痈或疮。许多古文医典中把恶痈归类于"噎食"（食道癌）、"倒食"（贲门癌）、"发背疮"（皮肤癌）、腹痈（肝癌或肠癌）、腰背痈（肾癌）、塞尿（膀胱癌）、嘴面痈（口腔癌、鼻咽癌）、头痈（脑肿瘤）等，实际上就是现代医学所说的癌症；古籍中顽疮归类的"连口疮"（糖尿病晚期的皮肤溃疡所致，不能愈合收口，有许多痛苦与异常征象，如流脓不断、流黄水、流绿水、长发毛等）、人面疮（基因变异病）、褒痈疮（寄生虫类侵入所致）、遍走疮（类似艾滋病）等。这些基因紊乱进化（艾滋病与顽疮类疾病）或基因进化变异（癌症类）所致的疾病，在治疗时就必须使用药石类进行辅助，以达到信息退还的治疗目的。药石类治疗的药石用品，在武当派选用的是砒霜、孔雀蓝（铜与镍的无机盐）、夜明珠粉（含有放射性金属的混合盐类）、金砂粉（金、银、铬等多种金属无机盐与混溶结合物）等。这些重金属与金属盐类，可补充人体的微量元素。

"刺拔轮阵把病消"中的"刺拔轮阵"，指的是经过有效治疗，有进化变异或气血双侵的疑难重病，就会在身体防卫性的排异机制与分解机制作用下，形成脓液类搏后液体，或者是形成固化蛋白结节组织。是液体性的搏后体，就需要拔毒聚缩，以利环境通道进行神经与液态流质的运动传导；聚成痈疖就要用刺法进行排毒，使滞留物干净地排出体外。较为危重的病人，一次不能排尽变异或异体成分，要经过一段治疗，才能再次形成搏后体。因此，需要再次刺拔施术以帮助病体滞留物排出体外。这样反复多次，就会把疑难、顽固的疾病像布阵进攻一般，轮换方法把疾病消除。

恶痈顽疮（如现在称谓的各种癌症）类的疑难重病，可以用药石类的药物进行恰当形式与剂量的治疗，配合针刺、拔罐类能量调节性的、排毒性的疗法，轮换应用，就能把疾病消除。

（二）用法举例

1. 砒霜治血癌

患有白血病的患者，可以每天口服适量砒霜口服液，然后带上艾叶、黄蒿、吊兰熬制水浸泡阴干的口罩，进行力所能及的活动，运动至微汗为度。这种方法，有助于血癌的治疗。

绳带应用方法：

（1）艾叶、青蒿、吊兰熬制水浸泡绳带缠于小腿练习强呼吸，配合每天口服适量砒霜口服液，可以辅助治疗原发性肝癌。同时配合进行力所能及的活动，运动至微汗为度。

（2）每天口服适量砒霜口服液，加上注射卡介苗，配合手臂缠带运动，运动至微汗为度，可以治疗或辅助治疗肺癌。

2. 湿带松缠治顽疾

如静脉栓塞引起的下肢溃烂，难以治愈时，可以用蚓激酶与凡士林膏调匀，涂抹在医用纱布上，松弛的缠绕在溃疡区域的皮肤上，然后注射或口服消炎药，生理电疗法治疗，就会使得溃疡较快愈合。

绳带应用方法：

（1）用白蒺藜、蒜轴、黑豆苗煮水，浓缩，加黑芝麻粉调制成膏，涂抹于带子上进行太阳光照射，有助于治疗牛皮癣。

（2）牛唾液浸润绳带，缠于牛皮癣的皮肤患处，有助于治疗牛皮癣。用湿带松缠的方法与湿带紧缠的方法结合，有更好的疗效。

3. "缠带帔甲电公助，蒿艾英草伏邪魔"

对于内脏疼痛炎症或异变体（如胃炎、肠炎、消化道炎症类），用普通方法不能急切阻滞病证时，就让病人服用青蒿、艾草、蒲公英、败酱草的汁液，然后在病人身体缠上食盐与酒精稀溶液制备的混合液浸泡过的绳子，外面在肩背位置披挂上如鱼鳞样的金属甲衣，然后在火堆旁让穿兽皮的人跳舞摩擦生电，再使之与病人各用一个湿木棒互相撞击。这样摩擦生的电性质与压差，就会产生电流作用。结合服用的消炎药汁，就把疾病抑制清除了。由于历史上古人类不能理解其中联合作用的深刻道理，就把这个理解为驱魔仪式（实际上是治病仪式）。由于受益方是缠绳帔甲之人，就误以为这是神的形象；而披兽皮的一方为施加压差电能的一方，被误解为妖魔（实际上妖魔指的是疾病）。久而久之，形成两种俗化的驱魔仪式：一种是仗剑披甲的驱魔概念仪式（多存在于汉族影响力较大的区域），另一种是穿着兽皮的神龙扬威仪式（多存在于苗族、壮族、彝族等许多少数民族）。实际上都是社会化与人物化的误解。两种穿戴本身只是产生电能的两个方面，不存在正邪之分。驱魔也不是鬼神化的东西。要除掉的邪魔指的是疾病。今天科技发达了，已经不需要如此摩擦取电。只需要简易的旋转或不同材料摩擦装置，就能完成取电作用。实际上简化为湿绳缠体，电通四肢，药物消炎，三位一体进行操作，就能取得消炎治病作用。达到治愈顽疾的目的。

绳带应用方法：

（1）现代离子渗透疗法，涂药后进行磁电渗透的疗法，都是此类方法的科学运用。电泳疗法，电诱导渗透疗法，是一种方兴未艾的新型医疗技术，这些技术都是古老医术的新生应用与手法创新。其生命力，也将随着制造技术的推进而不断发展与壮大。其应用价值不仅仅局限于医学领域。

（2）药物与电透析疗法，目前用于治疗肾病与尿毒症，将来有望应用于心脏或胆囊疾病的治疗。这些疗法的改进与发展，也是上述古老方法原理的应用。

3. 金属绳具

近代，武当又用金属锗或含硒的矿石粉，制成细丝或粉末，纺入与刷浆制成绳带，用这种绳带浸泡药液进行通电治疗，对皮肤癌与顽固的银屑病有很好的治疗效应。这是锗或硒在择频上的特殊作用，同时电离子渗透与能量载体效应，都使得物质渗透、能量纠正的生理作用发挥了恰当的熵结构作用与电生理改写作用。同时为金属纺绳的离子医疗作用提示了一定应用方法与病理揭示。这些应用还将为探讨电离子定向作用治疗癌症提供应用数据与方向。

绳带应用方法：

（1）对过度磁电辐射、过度光辐射、过度热辐射引起疾病的患者，严格说应该选用吸纳这些能量金属丝编织衣服，让病人在衣服中进行能量应用、适应、排泄、清除异变信息，进行有效治疗。还要用克制场进行定时干预性治疗（如热消磁、水耗电等性能），以求达到较快、较好的治疗效果。

（2）帮助骨骼强化、肌腱功能强化、肌肉功能强化，也可以在有关金属衣具里，外加相关场设施，进行诱导训练与强化，进行诱导录写进化。

（三）案例实施程序与要点

1、2、3、4的具体内容可参考第一句歌诀的相关内容。

5. 治疗栓塞，温度控制也很重要，以32℃~38℃为宜。同时注意氧气摄入要充足，生理电要富足。吸氧与电疗，要及时跟进。这样就不易产生新的栓塞。恰当使用溶栓与防止形成栓塞的药物，要注意用量够用即可，不需要太大量。同时治疗期间多做叩齿、搅舌、咽津（咽口水）的动作，有助于治疗质量与速度。

（四）案例示范图与名称

案例1：

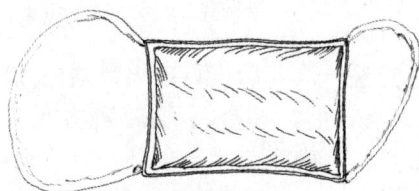

图 37　砒霜治血癌

案例2：

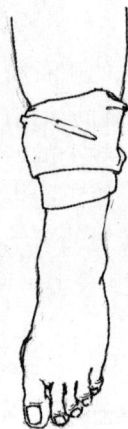

图 38　湿带松缠治顽疾

案例3：

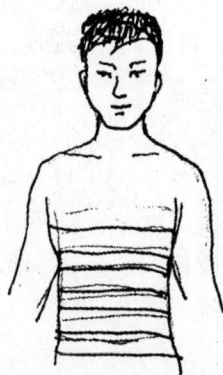

图 39　"缠带岐甲电公助，蒿艾英草伏邪魔"

案例4：

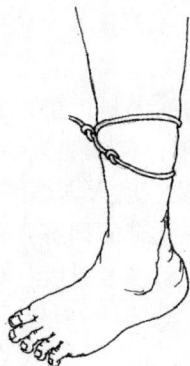

图40　金属绳具

（五）案例中选择能量的种类

在案例1中，热能、电能、磁能、光能、声能、机械能都能通过恰当的形式，为砷离子的选能、择频、生理纠正起到重要能量配合作用。同时也为砷离子从体内代谢出来提供足够的生理代谢能量。

在案例2中，热能、声能都是较好的配合治疗能量。两种能交替并用，会产生更好的治疗效果。

在案例3中，配合治疗，磁能、声能、机械能都可以提供帮助。一定要注意测验个体反射量度与频率。

在案例4中，电能、磁能、光能都将成为研究与应用能量，为能量医学的操作方式与机理，提供科学数据与经验。

十一、莫言绳带仅医用，健体强魄不能少

（一）文义解释

"莫言绳带仅医用"，是说别说绳带仅仅在医疗方面才有作用。实际上，在健身、保健、身体体质锻炼、防身自卫、生活工具、工作工具、体育、科研、航天、航海等，许多方面都有不可替代作用。在生活与工作的许多情况中，都可能会用到绳带。

"健体强魄不能少"中的"健体"，指的是锻炼身体与强化身体机能。"强魄"，指的是强健体魄、进化神经反射指挥效率，增加思维与意志的定力。"不能少"，在这里指的是不可缺少的意思。缺少绳带技术，能量加载人体过大，就会引发体弱人的血液过速运行，导致脑与心脏出疾病；能量过小，则满足不了治病的能量要求。绳带用好，会达到抑血畅气，极限强化训练也不会造成血管破裂或滞污。可以减少高能量或使急速运动中的人群达到安全加

能量的进化生理作用。

（二）用法举例

1. 重带缠体强体能

在绑腿基础上改造与加重的沙绑腿；在胸带基础上改造与加重的沙条胸袋装；腰带改造与加重的沙腰带，在体能训练中发挥着越来越重要的效用（被用于体育、军事、武术、康复、航天训练等各种体能训练项目中）。用身体出汗特征，可以把握负重结绳扎带的训练。鬓角见汗，是常人训练的运动度；脊背见汗是运动职业人的运动参考量度；脚心见汗，是武术技术攀登者的把握运动参考度。

绳带应用方法：

（1）运动员的功能训练可用此法。

（2）运动员损伤后康复治疗与功能复原期的治疗及功能培养可采用此类方法。但形式与量度控制要与机体标志反应相吻配。

2. 额带助功

用玄明粉、梅片、黄精、阳起石、阴起石熬水浸泡布带，用于缠头，然后练习黑闭关（一种无光环境下的练功方法），可以增强人的眼睛视物功能，尤其是增强黑夜视力。

绳带应用方法：

（1）视网膜色素变性类疾病治疗，可以用此法结合辟谷训练，加上复原期的"黄精首乌莲子饼——黄精100克，首乌100克，枣粉100克，莲子300克，蚯蚓粉100克，食盐12克，味精适量，做成小饼，烤制如饼干。每日食用3次，每次20～50克"食用。既可以用作预防性治疗，又可以用做病证纠正性治疗。

（2）用玄明粉、梅片、黄精、阳起石、阴起石熬水浸泡布带，用于缠头，然后练习黑闭关，可配合用于治疗近视眼。

3. "以土为带练闭息，练就无氧代谢功"

相传远古时期，人类的祖先为了躲避凶猛动物的追杀，也了为伏击猎物，就练就了深埋土中进行闭息的功夫。靠着这种功能人类成功躲过许多劫难（包括动物攻击、地震掩埋、湿地滑坡、意外塌方、物体倒塌、跌落水中等许多生灵与自然造成的灾难）。武当此种功夫在1986至1994年间增走出表演，其他门派也曾表演过此类功夫；印度每过若干年就会在纽约公开演示水箱中闭息1个月的表演。

绳带应用方法：

（1）仰卧锻炼承重下的呼吸能力，然后进行踵息训练。有助于提高肺活量与体内氧络合能力，也对肺部及气管、支气管疾病有辅助治疗作用，或功能性加强作用。训练方式与量度得当，对于骨骼、听力的护养有助益。

（2）韧带松弛病的患者，用此法训练，加上服用"强腰壮肾丸"，会对韧带神经的活化有帮助。能配合黑闭关及辟谷训练，恢复饮食期食用牛筋粥（牛筋、蚯蚓肉熬制），有可能会从基因信息改写层面对生理信息有所修正，使缺陷得到弥补。

4. "避水诀"——"水底闭息走如闲，其用玄妙旺生机"

在闭息功法修炼基础上进行水中排水行走功夫，就能气定神闲地水中运动，可躲避陆地上的大型野兽攻击。

绳带应用方法：

（1）练习潜泳时服用鳄鱼粉（鳄鱼肉松，用十分之一蚯蚓肉配合烤制），加上电磁疗刺激特定频率与位置，增加水中闭气与换息能力。

（2）水下潜泳时练习感觉声波、微电波、光色谱的变化，对皮肤与内脏裂解能量选择有拓宽作用。

（三）案例实施程序与要点

具体内容可参考第一句歌诀的相关内容。

（四）案例示范图与名称

案例1：

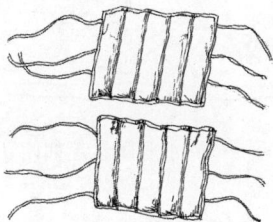

图41 重带缠体强体能

案例2

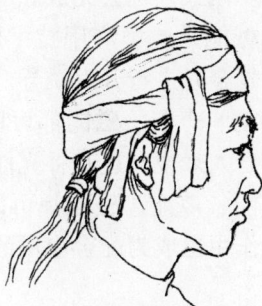

图42 额带助功

案例3：

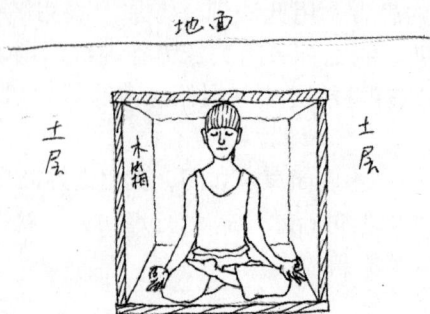

图43　"以土为带练闭息，练就无氧代谢功"

案例4：

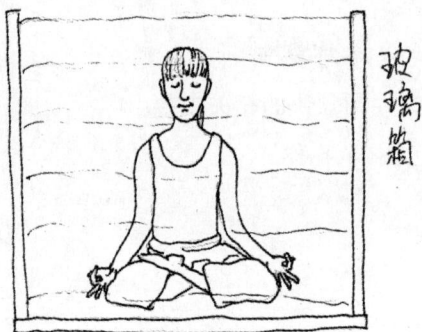

图44　"避水诀"——"水底闭息走如闲，其用玄妙旺生机"

（五）案例中选择能量的种类

在案例1中，热能与电能是配合训练成就功能的最佳选择运用能量。光能与磁能在短期内使人类运动功能大幅提高的基因信息储写的生理节突尚未完成进化，还有待功能渐进反馈式训练去完成。

在案例2中，磁能与机械能是此类应用技术研究与发展的关键。也可以应用低频谱与色光品相较低复合光进行开发诱导。

在案例3中，光能、电能、声能、磁能都可以成为配合人体开发潜能的依据能量。闭息对相当一部分人来说，还有补充能量不足的作用。

在案例4中，光能、电能、声能、磁能都可以成为配合人体开发潜能的依据能量。补充能量不足的作用也成为配合应用的内容之一。

十二、气乏血滞巧扎带，气布过带强筋骨

（一）文义解释

"气乏血滞巧扎带"中的"气乏血滞"，指的是由于过度劳累与外因消耗能量，人的身体内的能量运行与能量总量值就会减少很多，形成缺乏状态。由于过度劳累，也会消耗营养液体的营养含量，进而影响血液质量，形成血滞、血衰。"巧扎带"，指的是当人体出现气乏或血滞时所得疾病与身体不适，可以用调节要素巧扎带的方法进行治疗或控制性生理调节。常用的调节方法有：

（1）气血双衰时用鸡血藤与小红花煮的水炮制带子，用炮制干透的带子摩脊柱、腿面（前侧面）、臂面（臂的肘侧面），达到旺气旺血的效果。

（2）气亢血弱，就要采用抑气畅血的手法结绳扎带，达到平衡气血的目的。

（3）气弱血旺，就要采用抑血畅气的结带方法，达成新的平衡系统。

（4）气血双亢者，要采用抑血抑气的结绳扎带手法，进行神经系统平衡统调全身。

"气布过带强筋骨"中的"气布过带"，指的是能量引起神经反射带来的感觉，要像布置军队一样超过带脉（病在带脉下的要使感觉超过带脉进入上体；病在带下的要使感觉超过带脉进入下腹）的意思。"强筋骨"，是说强壮筋骨之意，有气布过带后可使筋骨强壮的意思。

（二）用法举例

1. 背带助力

腰肌无力者，训练时可以用绒布与皮，加工成宽腰带，束在腰间，帮助腰椎承受重力，能够加强训练效果。

绳带应用方法：

（1）对儿童脊椎发育保护，如"背背佳"的应用。

（2）对登山、攀岩、走酷、整体协调性强的体能训练，最好使用上肢背带（至腰部固定）。有助于发挥臂肌与腿肌的功能进化及协作能力。

2. 跨带

（1）幼儿睾丸脱垂，用布带缠绕胯下，然后白芍、韭菜子捣碎调糊入脐用艾条灸。3~7天可治愈。

（2）如果成年男子用三七粉入脐缠带脉，再加缠跨带，就能使身体灵活、有力、耐旋转，不易受伤。

绳带应用方法：

（1）治疗腰椎病时，可以使用跨带，以帮助腰部脊椎承受重力，能轻松

进行韧带活度锻炼，保证代谢在少痉挛或无痉挛情况下进行。必要时，可联合应用背带式组合跨带，保证颈部与腰部都得到力量扶持及保护。

（2）跨带吊起训练，配合返还工练习，可以帮助肾脏功能性损伤较快的男人，可以治疗阳痿、早泄的病证。

3. 护腕

过去练习鹰爪功的人，要在小臂至手腕的部位，加上一个加了铜箍扣的长护腕，以帮助抑血畅气，加快劲力成功。其中每天练习空抓力，就要一千次之多。其目的就是通过酸、麻、胀、沉等感觉带动特殊神经系统进行生理强化，来尽快成就力度训练。

绳带应用方法：

（1）戴着护腕抓铅球，可以配合治疗胃下垂。

（2）戴着护腕进行俯卧撑，可以治疗颈后韧带钙化的病证。同时对颈椎病有一定的预防性治疗作用。

4. 铁砂掌的抄热沙

铁砂掌要先练习拍打，以增加手掌结茧（起膙子）。这样，就使得老茧如同在手掌皮肤外加缠了一层带子。然后抄热沙，成就热耐力与摩擦或击打的热效应功能。实际上，这也是"气布过带"的一种发挥应用。

绳带应用方法：

（1）此法对胃部受寒引起的疾病有较好的治疗作用。在抄热砂的同时做叩齿、搅舌、咽津的"赤龙搅海功"，还有治疗或预防咽炎的作用。

（2）抄热砂对手臂、肩关节的关节炎，对颈肩综合征，都有较好的治疗与预防性治疗作用。久练此功，还对颈椎有较好的护养作用。

（三）案例实施程序与要点

具体内容可参考第一句歌诀的相关内容。

（四）案例示范图与名称

案例1：

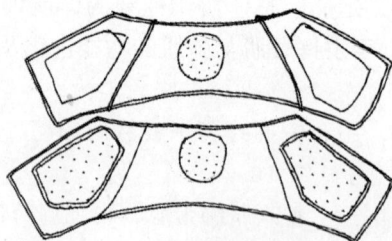

图45 背带助力

案例2：

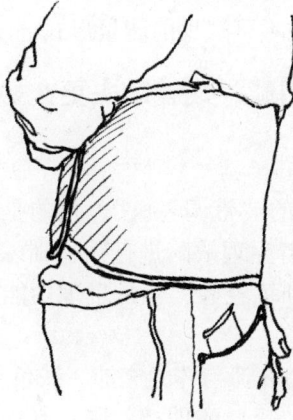

图46　跨带

案例3：

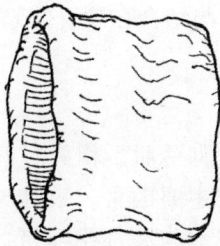

图47　护腕

案例4：

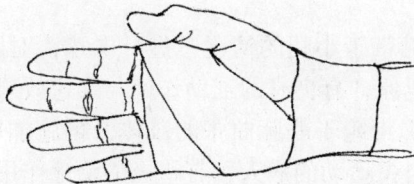

图48　铁砂掌的抄热沙

（五）案例中选择能量的种类

在案例1中，热能、声能、机械能可以使应用效果加强。

在案例2中，适度的磁能、恰当的声能，可以产生加快预期效果的作用。

在案例3中，热能、磁能、声能、电能可配合应用。

在案例4中，电能是最好的加快、加强功效的配合应用能量，声能也是重要配合与组合进化性措施不可缺少的能量形式。

十三、带调气血逆用能，成就功夫更玄妙

（一）文义解释

"带调气血逆用能"中的"带调气血"，指的是用结绳扎带的方法调整气血。"逆用能"，指的是逆着生理缺陷进行强化训练，逐步培养能力。道学与功夫界有"逆成大法"的训练经验，也是生理功能培养的方法。但是此方法的运用必须把握两点：

（1）实施方法时要精力充沛与体力充沛，肤色与身体形态没有异常变化。

（2）能量供应要做到"乏、酸即持，胀、麻即增，凉、沉间用，软、消即歇（有乏、酸的体感就持续强度；有胀、麻的体感就增加该种能量；有凉、沉的体感就间歇、间续地使用能量；有软、消的体感就停歇使用能量）"。

"成就功夫更玄妙"，是指用结绳扎带调整气血，在此法运用时加上逆用能的原则训练生理功能，转化与结合在功夫的修炼上，就会成就玄妙的功能。

（二）用法举例

1. 绑腿练弹跳

一般弹跳要靠腿、跟腱、脚弓肌、相关肌群共同协调，产生一致的弹力效果。腿部肌群是弹力产生的主要因素。跟腱与脚弓力量是较小的弹力源成分。武林人士训练弹跳时，把腿与膝都用绳带捆绑、缠绕起来，使得膝关节不能弯曲（或减少弯曲度）。这样练习弹跳，就逼迫跟腱与脚弓肌肉发挥最大潜能，成就最大生理作用。用电、磁、热、药、摩等手段帮助训练，会更好促进功能进化。

绳带应用方法：

（1）在浸泡药物缠带于小腿的情况下进行电疗，对脑栓塞及脑出血引起的偏瘫病人运动功能复原，有良好的辅助作用与加速效果。

（2）用药物浸泡绳带缠于静脉曲张的肢体，再施加电疗，有较快的治愈效果。同时，对不能自主运动的病人，有积极的治疗作用。

2. 绑锡鞋绑锡瓦

将锡倒铸成无底鞋与锡瓦，用米汤或钟乳石浆水泡上3天，就可以用作练功用具。将无底的锡鞋绑在脚上，在小腿上绑上锡瓦，就可练习跑步与跑斜坡。能跑70度的斜坡时，稍加训练脚抓攀墙壁的技巧，就是"八步蹬蝉"的绝技（可蹬上十几丈的城墙）。如果结合弹跳训练，就是"纵跳术"。若改成铁鞋与铅瓦加着脚腿，进行跑步与直膝弹跳训练与跑步训练，就是轻功基

础。若改为铁靴加重脚部挂重，进行相关训练，就是"返还功"，可以帮助已婚男子练习高强度的武功与奇异功能。

绳带应用方法：

（1）对"软骨病"的患者，用阿胶、猪血煮过的锡瓦、锡鞋来穿、带束于腿上，有辅助治疗的作用。

（2）腰椎病人治疗时，可以用阿胶、猪血煮过的锡瓦、锡鞋来穿、带束于腿上进行主动式的锻炼，对提高功能与治疗效果。

3. 木乃伊式缠带治疗肌肉萎缩

（1）对于急性类风湿引起的肌肉萎缩，可以用姜汁浸泡带子，将肌肉萎缩肢体的生理部位从肢端缠带包覆至臂根部，然后进行不宜进行或不能进行的活动。经过反复刺激，就能够使得肌肉较快地生长复原。

（2）对于机械性力量造成的神经损伤，形成了肌肉萎缩，就用冰片、芒硝的水溶液浸泡带子，绑在肢体肌肉萎缩的部位，然后进行恰当地生理电频率调波治疗，可以使肌肉较快生长复原。

绳带应用方法：

（1）用木香、阿胶、伸筋草煮水，浸泡绳带，对肌肉萎缩的肢体进行缠绕，然后进行电疗与磁疗，就能够在较短时间内使肌肉复原或增长。

（2）用茄子汁与冬瓜汁浸润绳带，进行缠绕搓揉，有助于消除多余脂肪，有健美减肥（限度减肥）的功用。

4. 以水为带练胎息

传说人是鱼龙进化之物种，有潜在的水中呼吸的功能。启动与培养此种功能，要靠内功中呼吸修炼来完成。首先要完成81息，在此基础之上进行踵息、皮肤呼吸、胎息的练习。

绳带应用方法：

（1）练习踵息或皮肤呼吸的人，可以练习此法。这种练习，对归零性调整神经系统功能，有着良好的促进作用，内分泌紊乱的病人，可以在安全措施预备完善时尝试此种疗法。

（2）消化系统或脊椎系统有病的人，可以把此种疗法、游泳、电疗、磁疗、热疗，进行综合运用，就能得到理想的医疗与保健效果。

（三）案例实施程序与要点

1、2、3、4的具体内容可参考第一句歌诀的相关内容。

5. 用重金属做重物插挂训练时，要注意训练后的加热身体与补充电磁的处理，这样才能保证能量强度满足代谢这些金属离子的需要，享受重金属离子刺激生理系统时的特殊频率电能的生理反馈作用，帮助完成肌肉组织超强的弹力与韧性。同时，骨骼不受重金离子低温渗透、沉积之危害。使用期间，保证一周喝一次浓茶，就会有更好的生理效果。

（四）案例示范图与名称

案例1：

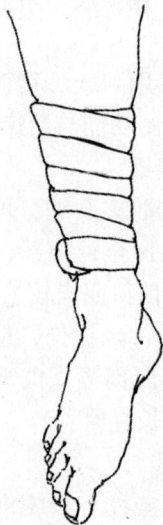

图49　绑腿练弹跳

案例2：

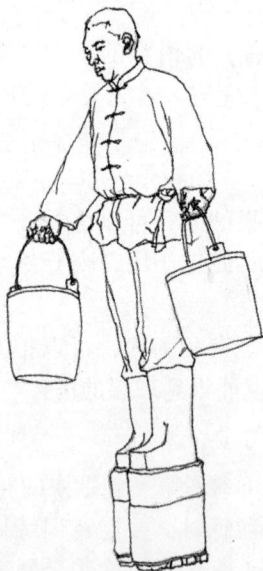

图50　绑锡鞋绑锡瓦

案例3：

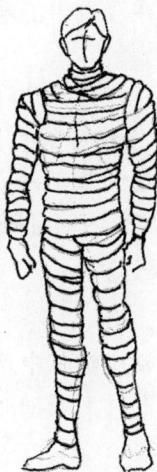

图51　木乃伊式缠带治疗肌肉萎缩

案例4：

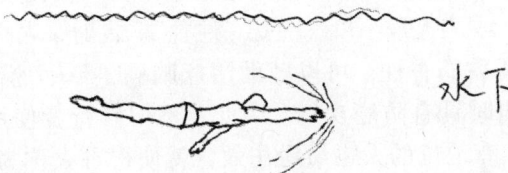

图52　以水为带练胎息

（五）案例中选择能量的种类

在案例1中，最好的配合使用能量为能够同时启动人体内激素、生理酶、能量运转系统的化学能。

在案例2中，用能同案例1。

在案例3中，热能、电能、磁能、光能、声能、恰当的机械能，都可以作为配合应用能量。最好的应用能量，是特殊方法调制的激光组合能量。

在案例4中，最佳的配合能量是电能、声能、磁能、光能与恰当的化学能。

十四、带浸香草垫耳卧，延年展寿神仙找

（一）文义解释

"带浸香草垫耳卧"中的"带浸香草"，指的是带子用有挥发性芳香气味

的花草 50 种以上浸泡阴干，然后练习皮肤呼吸，并枕在耳下练卧功。强调香草浸带，是提示众多种类的花草在浸带中汇融的重要性。"垫耳卧"，指的是垫在耳下练卧功。

"延年展寿神仙找"中的"延年展寿"，指的是延长细胞的生命周期是"延年"，增加基因信息码中生命生物钟的总长度叫做"展寿"。此句话意思是通过带浸香草挥发性香的成分达到基础基因码都被改写与增写，就抓住了延长细胞代生命时间，并能够增加基因信息码中生物钟的长度与遗传信息。

（二）用法举例

1. 芳香枕垫助睡眠

选择可以帮助睡眠的香料，放在枕芯中帮助睡眠，有助于发挥嗅神经的功能，对身体健康与进化有益。古时为了把此项功能运用于旅途的行人，就缝制香囊以挂在身体上。

绳带应用方法：

（1）古时有"闭斋闻香"的做法，尤其是古代的修行者，是必须借助芳香性物质对大脑与经络的刺激作用，达到醒窍开穴目的，帮助自己完成体内能量的积聚与运行。中国修行修心的文化影响至深，被民俗称为"人争一口气，神争一炉香"或"人争一口气佛受一炷香"。古时，人在密闭的屋子里燃上木香、沉香与麝香的香柱，可以辅助治疗脑癌、鼻咽癌、食道癌、肺癌、肠癌等癌症，也同时具有防癌功能。因此，不但修行者使用香火健身祛病，有文化、有金钱、有地位的人也纷纷仿效，就使得香火称为一种静谧玄妙的行为。

（2）用薰衣草、桂花木香做成香柱，点燃，静息，可以帮助安眠。用于治疗神经衰弱、失眠症状。

2. 香草浸带美皮肤

用桂花、玫瑰花、枣花、槐花等十多种鲜花挤汁浸泡带子，趁湿缠于皮肤上，可以使皮肤进化成细腻、光亮有张力的美丽皮肤。

绳带应用方法：

（1）癌症治疗后期护养，以鲜花汁液做泡浴，有利于机体韧度、光泽度，对神经进化性养护有益。

（2）对积毒外排，造成皮肤变色，可以使用鲜花汁液浸润皮肤，用绒布旋擦、轻柔，有助于使皮肤在自体检识排异功能下清除出体，结缔脱落，或内分解还原成正常皮肤。

3. 鼻饲花香

进化到一定时期，人类的呼吸就不再需要用鼻子与肺纳入空气（氧气），可以以皮肤吸氧或光电供能以满足生理能量需求。最早期进行吸收与应用的，是花香的挥发性物质。后来逐步过渡，形成焚烧香料，吸取挥发性物质以摄取光电能量转化介质。

绳带应用方法：

（1）闻香治病，可以用提纯鲜花芳香物质得到，也可以通过干花、香木制得香柱，再进行燃香得到。香味都有作用，但不是所有香味物质都有益。如夜来香的香味所对应的芳香物质，人闻多了之后就会中毒。其他有毒芳香物质也有很多，必须进行生理识别才能确定有益还是有害。

（2）用人工合成的芳香物质进行进化写录助益运用，成为人类未来智慧水平的一个鉴识标志，是未来技术的一个必然产物，也是人类进化成果的一个体现。

4. 花香激光仪

在人类进化至鼻饲花香之后的一段时期，人类可以用花香的挥发性物质为激光源物质，制造人体生理需要的激光。实际上，人体非视觉光通道与光辨识功能的应用，也不是猎奇与排斥同类，同样不是为了获取他人的资源利益。这些进化一旦具备，对进化提升具有助力作用。花香激光仪的开发应用，对现今的人类，同样具有很多应用价值。可以帮助皮肤保持或修复状态；可以帮助治疗呼吸系统的一些疾病状态；可以保护神经与脑组织延缓老化；可以帮助人身心愉悦；可以启动人体光应用、选择、辨识的益弊功能等。

绳带应用方法：

（1）花香在人体中会对应产生诱发电波，也会产生诱发光谱。用人工技术识别之后，就可以进行波谱的模拟与制造。用花香对应的频谱制造技术干预人的大脑，就会产生闻到花香的效果。也会产生对应的生理进化效应。花香激光仪是在花香频谱仪产生之前的派生产品，其产生的激光，也是治疗疾病近期可以借用的能量替代物。

（2）激光清除、修复雀痣、刺瘊、疣类赘生物，对治疗体内顽疾有帮助。尤其是治疗癌症时清除此类赘生物，有时会有意想不到的优良效果。

（三）案例实施程序与要点

1、2、3、4 的具体内容可参考第一句歌诀的相关内容。

5. 使用芳香物质时，不要使用过高温度。温度太高会使得有效成分、易于皮肤吸收的成分，形成挥发性物质耗散于空中，造成浪费或有效作用降低。

（四）案例示范图与名称

案例1：

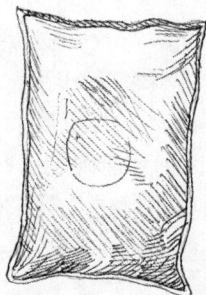

图53　芳香枕垫助睡眠

案例2：

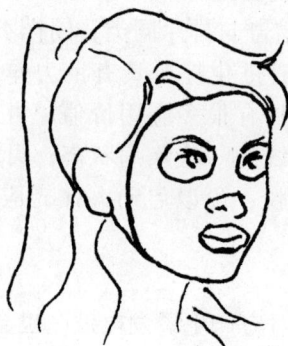

图54　香草浸带美皮肤

案例3：

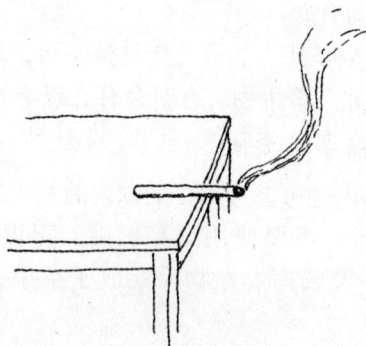

图55　鼻饲花香

案例4：

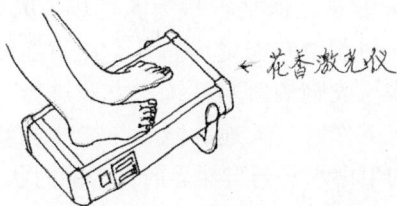

<- 花香激光仪

图56　花香激光仪

（五）案例中选择能量的种类

在案例1中，电能、磁能、涡流能、声能、恰当的势能与动能，都可以成为配合运用能量。

在案例2中，电能、磁能、涡流能、声能、恰当的势能与动能，都可以成为配合运用能量。

在案例3中，电能、磁能、涡流能、声能、恰当的势能与动能，都可以成为配合运用能量。光能是最好的诱导性能量。

在案例4中，电能、磁能、涡流能、声能、恰当的势能与动能，都可以成为配合运用能量，光能是最好的诱导性能量。

十五、带绕带脉奇运功，天地精华助魔消

（一）文义解释

"带绕带脉奇运功"中的"带绕带脉"，指的是把带子缠绕在带脉附近。带脉联系一身经络的气机运行，是腰部阴阳与八卦的基础能量运行通道，是奇经八脉与十四经络的交汇物质及能量平衡调节的关键所在。古谚"先从腰上老，先从腿上衰"，就是阐述带脉对机体老化的指示作用与健康状态的重要性。带脉运行能量，必须要有一定的紧缩张力。举重运动员去掉腰部带子举重，腰部就难以承受重负，还会因此受伤；武术运动者施展武功，没有腰带就不能持续保持力度来保持爆发力与抗击力，因而容易受伤；老战士行军疲劳，休息后束紧腰带就能恢复腿部力量进行行军打仗。实际上，治疗疾病需要能量配合的环节也很多。"奇运功"，指的是运用奇妙的、进化性的方法运行与运动内在功力（能量运行方式与量度）。换句话解释就是带子缠绕带脉的技术，一定要有能引起基因改写或增写强度的能量与能量频率进行配合内功的调整运行。

"天地精华助魔消"，指的是天地的精华能量与能量场为人正确运用时，就可以帮助身体防止错误、有害的基因、细胞变异或者防止外界客体生物体

与能频性信息的伤害，把这些似魔鬼一样有害的质能类东西消除或转化掉。道学认为，天之精华为能量，地之精华为能量场。人体进化到不同的量级，就能够吸收与运用不同的能量和能量场。人类在正确结绳扎带与吐纳技术的配合下，就能够使身体与大脑的对应系统建立和进行运转工作。当这些系统开始一定量级的进化与工作时，天地的能量与能量场就能直接为人类的身体吸收利用，达到更高的生命水平与自然界的行为能力状态。

（二）用法举例

1. 保健腰带

芳香与易挥发的物品，加上能量场或磁场的物品，制得的腰带，可以选择保健身体，甚至可以有助于进化。

绳带应用方法：

（1）护腰用于辅助治疗腰椎病。

（2）磁疗腰带用于治疗慢性肠炎与肝硬化。

2. 玉带

用夜光石、玉石等做的腰带围腰，可帮助增加力量与体质强壮，帮助进化身体。

绳带应用方法：

（1）玉石腰带用于治疗口舌溃疡及咽喉干涩。

（2）夜光石腰带用于治疗月经不调。

3. 具有磁能与光能的腰带

武术、举重、攀岩等运动员训练与比赛时，适当的腰带已经成为不可缺少的工具。具有磁能、光能的助力工具性腰带，对于生理进化中人体运动功能的进化，具有重要的推进意义。

绳带应用方法：

（1）嵌入磁条的腰带，对运动员生理电补充护养更有效。可用于武术、攀岩、举重训练。有资料显示，具有远红外功能制品衣物穿在运动员身上，也有助于运动员运动后的体力恢复。

（2）磁腰带与远红外衣物对治疗许多慢性疾病、控制慢性疾病，有确切的帮助作用。因此对体质虚弱的慢性病患者，用此法辅助治疗值得提倡。

4. 能量腰带

在3的基础上，开发其他能量应用的腰带，对于生理进化中人体运动功能的进化，同样具有重要的推进意义。每种能量生理反馈式应用的培养，都具有积累与辨识进化应用能量形式与方式的重要意义。

绳带应用方法：

有可能做到的是电脉冲腰带，会对许多慢性疾病的发作有抑制作用。其次才会在这些实验的基础上生产治疗病源的电能腰带。

（三）案例实施程序与要点

具体内容可参考第一句歌诀的相关内容。

（四）案例示范图与名称

案例1:

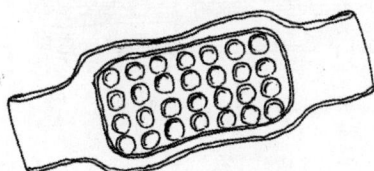

图 57　保健腰带

案例2:

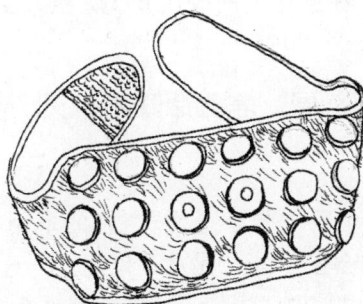

图 58　玉带

案例3:

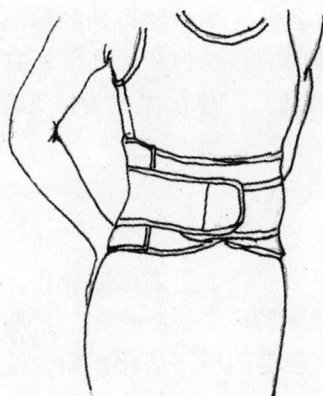

图 59　具有磁能与光能的腰带

案例4：

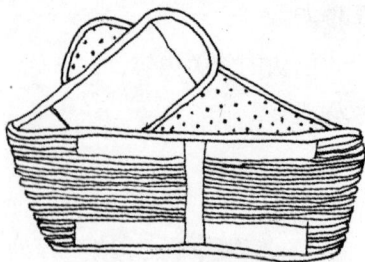

图60　能量腰带

（五）案例中选择能量的种类

在案例1、4中，各种具有能量、能量场的物质，都具有研究意义，都会为人类进化中的能量、能量场应用。在案例2中，为光能量运用积累知识。在案例3中，磁能、光能在进化中的应用知识，会得到增加，对人类进化具有正确选择与加速作用。

十六、带摩脊背颈至尾，养儿命旺不夭

（一）文义解释

"带摩脊背颈至尾"中的"带摩脊背"，指的是用带子摩擦或摩揉体肤，重点放在脊背位置。"颈至尾"，指的是从颈椎位置一直逐节到达尾椎的位置。"带摩脊背颈至尾"的意思是说，用带子摩擦与摩揉儿童的脊柱，从颈椎逐节至尾椎反复进行，重点在脊背处稍加些力，对儿童脊柱进行带摩护养。

"养儿命旺不夭折"，是说用脊柱摩带护养的儿童，生命力旺盛不易夭折。脊柱两旁集中着人的五脏六腑、四肢百骸的主要生理性的反射神经与指挥性神经。摩擦与摩揉脊柱，就会使这些神经得到经常而规律的良性刺激，会使得脊柱外的神经系统与脊柱内的脊髓神经元都得到有益的护养。相当于被动对脊髓神经系统进行环境清理与主体按摩护养。儿童身体自然会日益强健，生命力强。

（二）用法举例

1. 布带摩背

小红花、姜熬水浸泡布带，晾干用来摩擦脊背，具有活化脊髓，健益大脑，护养脊柱神经，畅通脊旁循环系统的作用。长期坚持，能达到练习洗髓功的功效：可以安养五脏，轻健四肢，活化髓质，健益脑海，灵敏百骸，统调七奇经八脉。

绳带应用方法：

（1）用小茴香、剑兰花、花生秧熬水，加入芒硝、冰片，涂抹于脊背与腹部，进行布带擦背与揉腹，对治疗或控制糖尿病有所帮助。

（2）用鸡冠花、七七芽、通草熬水，涂抹脊背与腹部，对子宫肌瘤、附件炎、月经不调等妇科病有一定疗效。

2. 虎皮毛摩背

儿童进行脊柱摩擦，可使骨坚肌肉健强（韧性好，弹性好），气血旺盛。

绳带应用方法：

（1）用牛尾毛摩背，磁石按摩天目、小腿血压点、血海穴、尿液点、手内关穴，可以促进个子长高。

（2）牛尾毛摩背用于辅助治疗脊椎强直症，有加速止痛作用。

3. 水獭皮毛摩背

儿童进行脊柱摩擦，可耐寒，有滑润皮肤，健脾胃等作用。

绳带应用方法：

（1）马尾毛编织方巾，进行摩擦皮肤，有提高防御寒冷的效果。用姜汁涂抹冻疮后用此种方巾摩擦，很快就会消肿。

（2）马尾毛擦阴囊，有强肾壮阳功效。

4. 能量刺激摩背

应用各种能量、能量场进行脊背良性刺激，帮助神经系统良好工作与进化，对于生理进化中人体运动功能和生理功能的进化，同样具有重要的推进意义。

绳带应用方法：

（1）用周林频谱仪类热能、磁能混合能量照射，有消炎、消肿，活化液体循环的作用。

（2）用红外、热能辐射照射脚部，有疏肝健肾的作用。

（三）案例实施程序与要点

具体内容可参考每一句歌诀的相关内容。

（四）案例示范图与名称

案例1：

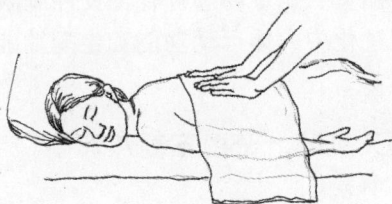

图61　布带摩背

案例 2：

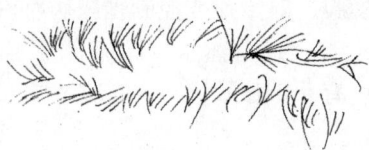

图 62　虎皮毛摩背

案例 3：

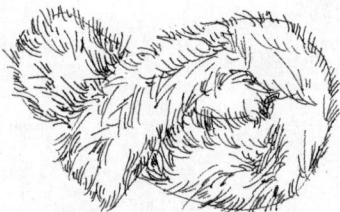

图 63　水獭皮毛摩背

案例 4：

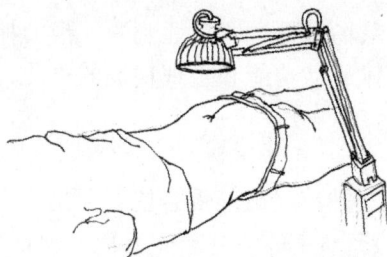

图 64　能量刺激摩背

（五）案例中选择能量的种类

在案例 1、2、3 中，电能、热能、光能、声能、机械能都可以作为配合治疗或应用的能量。

在案例 4 中，各种能量、能量场进行脊背良性刺激，帮助神经系统良好工作与进化，对于生理进化中人体运动功能和生理功能的进化，同样具有重要的推进意义。

十七、带围头额天机旺，奇桓不受八邪闹

（一）文义解释

"带围头额天机旺"中的"带围头额"，指的是带子缠绕围在头额处。

"天机旺"，指的是头部的生理气血与功能比较进化优势，具有旺盛的进化前景。用药液浸泡带子，还可以治疗或预防许多疾病（如茵陈、竹叶煮水浸布带，可以预防甲肝；香附、乌梅煮水浸带子，可以防止感冒或瘟疫等）。

"奇桓不受八邪闹"，指的是使用带子缠绕围在头额处，头脑就不会受到风、寒、湿等各种不正确的能量或信息因素，以及病菌、病毒等诸邪的扰闹。

（二）用法举例

1. 头缠带

我国南方彝族、白族、壮族、黎族、景颇族等少数民族，以及以伊斯林为主的各个民族、印度人等都有头缠带的习惯。

绳带应用方法：

（1）海边渔民或海盗，戴上头巾或头带，就是防止海风不对称作用人体，形成神经运转信息紊乱的神经麻痹症状。戴上帽子，是头带的改良方便作法。

（2）在气流不对称造成环境温度不对称的地方，就需要用工具来防护，带上帽子或最好缠上头带子，采取措施性保护。

2. 陕北人戴的头巾

戴头巾可以防风寒、防风力不对称作用头部，防尘土过多干扰头发等。具有多重作用。

绳带应用方法：

（1）头带纱巾蒙面，是防止沙子进入人的眼耳鼻口。头带缠巾，是为了防止头部出汗时遇风侵入造成头痛。感冒人戴上帽子，也是同样道理的简化应用。

（2）美国西部牛仔的牛仔帽，上边有带子帮助固定，是头巾缠头的美化与简化的产物。其作用原理还是相同。

3. 过月子的产妇

月子产妇缠带可防止风邪进入头面神经，造成神经性头痛或头面神经性疾病（面瘫、三叉神经疼、神经性耳鸣等）。

绳带应用方法：

（1）孕妇产后头部缠绕头巾、头带，可以避免受风。头风、例假紊乱、骨节留寒，都容易在月子里中病。此时特别需要用工具性防护与措施性防护。

（2）"月子里得病月子里治"，是某些老中医的经验。其应用，就是在妇女下次生育时用药浴治疗，除去上次月子里行为不当所产生的疾病。其中头巾及头带使用，是必须注意的事项。

4. 练功者

练习闭关而到大能量冲关期的练功者的头巾运用，有限制血液流速封闭皮肤呼吸功能的作用。

绳带应用方法：

（1）在闭关时摄取食物很少或不再摄取食物，此时能量强度就会比平时减少。此种情况下进行能量积聚与运行调控，达到预期目的，就需要头额束带，达到抑血畅气效果，使能量流速与流量加大，而消耗使用量减低，就会形成较大的能量盈余差，产生预期能量冲关录写与会聚效应。

（2）重病治疗时，医生为了获得较大的能量效应（强气帅血效应），也会让病人头部扎带。

5. 带浸缠按治颈椎

用川芎、独活、鲜姜、伸筋草煮水浸泡带子，按双层复压法缠绕后按摩。应注意三点：

（1）要先用带子缠绕头额，再顺颈后至胸椎节点处，采取背面十字、立体为"8"形式的缠花绕肩固定，使颈椎接近正确生理位置。

（2）第二层带子缠绕至颈椎向上时，要在中心带线两旁对称打结，既有利于压迫中心药带药液渗透，又有利于压迫穴位。

（3）按摩要沿着纵向脊突线从中心向两边斜下方分散滞留物，最后还要采用向尾方向按摩以有利于代谢物吸收排出。

绳带应用方法：

（1）落枕也可以应用此疗法。

（2）运动扭伤，按摩后也可以用此法巩固治疗。

（三）案例实施程序与要点

1、2、3、4 可参考第　句歌诀的相关内容。

5. 注意头部温度控制不宜太高。

（四）案例示范图与名称

案例1：

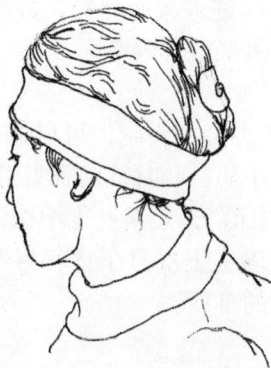

图65　头缠带

案例 2：

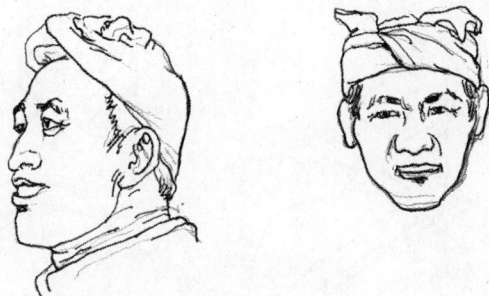

图 66　陕北人带的头巾

案例 3：

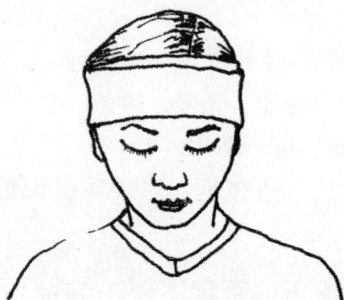

图 67　过月子的产妇

案例 4：

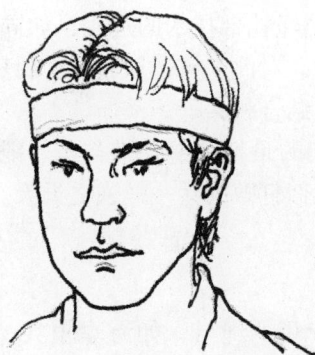

图 68　练功者的头巾运用

案例5：

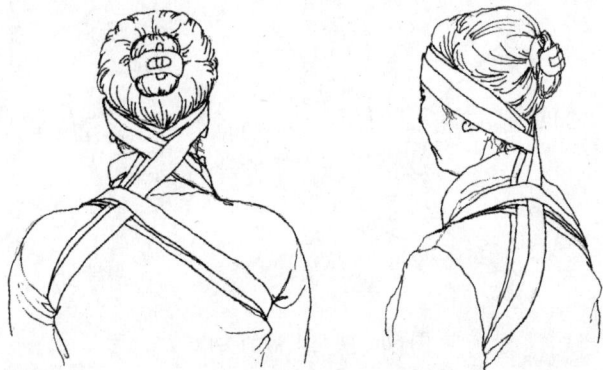

图69 带浸缠按治颈椎

（五）案例中选择能量的种类

在案例1、2、3、5中，电能、光能、磁能、机械能、声能、涡流能，以及相应的能量场，都可以进行配合运用。

在案例4中，恰当的力、机械能、声能、涡流能、磁能，都可以配合运用。

十八、绳带随身兵阵巧，百毒不侵千病逃

（一）文义解释

"绳带随身兵阵巧"中的"绳带随身"，指的是绳带随身携带或随身缠扎使用。"兵阵巧"，指的是结绳扎带技术的运用，如同运筹帷幄，决胜千里的使用兵阵一样的灵巧与神妙。对此，有歌诀说："用药如用兵，用能若用器，用场如用械，绳带似布阵，结合相兵阵。"

"百毒不侵千病逃"，指的是把结绳扎带与药、能、场、法运用得当，百毒就不能侵害，千种病魔就似打败的兵一样逃之夭夭。

（二）用法举例

1. 绳带用具

各种训练与健身、医疗用的绳带，如海军士兵、空军士兵训练的攀绳，安全绳带。医疗用的纱带，绷带、止血带。运动员的护腕、护膝、护腰、护肩等用具。武术运动员的绑带，缠带等。

绳带应用方法：

（1）肩周炎可以用绳带浸润红花、地龙、羌活、血竭熬得药液，然后缠绕肩臂，进行按摩，之后再行干热敷，让热能帮助液态物质循环系统运行，

加快吸收与代谢，清除炎症性死伤细胞及残留物。

（2）腱鞘炎可以用手或铅笔压缩鼓胀囊物，再用绳带包着蒲公英液汁缠绕覆盖炎症区。或庆大霉素针剂穴位注射，再缠绕带子进行封固。然后按摩或锻炼，之后进入睡眠。即可治愈疼痛及病因。

2. 网状带子

练习攀岩类功夫的网状带子，经过束带与吐纳练习，进行拍打与搓揉，成就特殊的"栗子肉"，以增加肌肉紧张中吸氧与代谢能力，增加悬挂体力复原功能。

绳带应用方法：

（1）网状带子用王不留行和蒲公英水浸泡后，束缠与减肥部位，进行吊睡，是古时减肥修行的一种方法。

（2）网状背心练登奔力，就是应用抑血畅气机理进行训练爆发力与持久力的应用。如此运动减肥，不但古时可用，今日迫切要求减肥的人们也似乎可以参考运用。此法不但可减肥，还能改善体质，增强运动持久力及爆发力。

3. 多用途绳带装置

具有产生生理电、生理状态调节热、可控形式与方向的机械力、产生正负压强的力差或能差的绳带用具装置。这种绳带既可以保健、帮助运动；又可以医疗，帮助恢复身体生理状态；还可以训练与增进人体生理功能（如握力、抓力、延展力、拉力、弹力、甩力、举重力、击打力、爆发力与持久力等）。

绳带应用方法：

（1）健身器的尝试应用。

（2）减肥器具的尝试应用。

4. 能量绳带

用特殊频率、波形、传导方式、作用部位、能量组合种类，进行生理功能干预，促进进化与纠正进化歧化。

绳带应用方法：

（1）激光治疗仪。如准分子激光手术仪。

（2）γ射线治疗仪。

（三）案例实施程序与要点

1、2、3、4可参考第一句歌诀的相关内容。

5. 体能训练中，局部温度可以控制较高的温度值。做完力度训练，要注意全身温热处理，之后用补充电磁方法处理。这样力量与机体质量都会受益。

（四）案例示范图与名称

案例1：

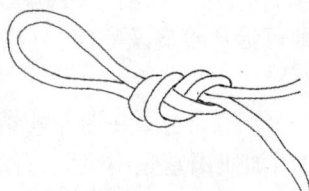

图70　绳带用具

案例2：

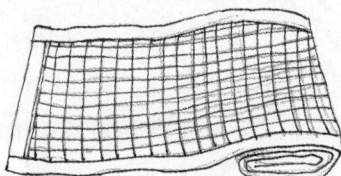

图71　网状带子

案例3：

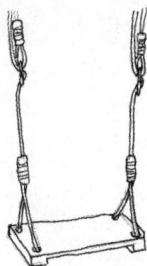

图72　多用途绳带装置

案例4：

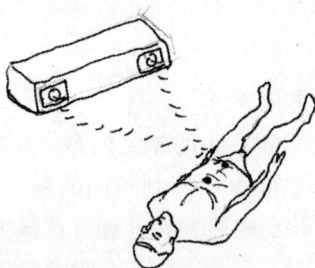

图73　能量绳带

（五）案例中选择能量的种类

在案例 1 中，热能、电能、声能可以帮助提高应用效率。

在案例 2 中，热能、电能、光能、声能、磁能、机械能的恰当运用，都能够获得较好的预期效果。

在案例 3 中，各类能量的制造科技、仿生技术，都能在组合运用中发挥一定的作用。其中程控与自动化、智能化设计，集成线路技术、微型原件技术、纳米材料技术，能量载荷与转换技术，都会逐步应用与人体生理与功能进化本身。

在案例 4 中，能量生理学充分发展与进步基础之上，能量交叉与叠合运用与人体生理与功能的调节，进而进行正确进化条件性帮助（人体主动、主导性生存与进化运动，永远不能变为从动或依赖性方式。那样会使人类潜伏灭顶之灾）。

十九、动静扎带真消息，光力磁电呼吸调

（一）文义解释

"动静扎带真消息"，中的"动"，指的是动扎带，是说身体运动中运用结绳扎带的技术。"静"，指的是静扎带，是说身体静止而心意指导器脏与肌肉运动的结绳扎带技术。"真消息"，指的是与生俱来的生理信息，通常在基因的信息码中。能够改写基因信息而能进入信息码，且可以遗传与生理性复制的信息，也可以叫做真消息。动扎带的技术有 72 种，应对于运动神经为主导的各种生理功能；静扎带的技术有 36 种，应对自主神经为主导的各种生理功能。

"光力磁电呼吸调"中的"光力磁电"，其中"光"，指的是各种产生光能的运用技术；"力"，指的是各种扭、拉、撕、挤，折、砸、撞等力量的运用技术；"磁"，指的是各种磁场的生成与应用的技术；"电"，指的是各种电能产生与应用的技术。"呼吸调"，指的是用呼吸技术来调节各种能量与力量的身体接受形式，获得医疗与进化的速度与种类进化的收益。

（二）用法举例

1. 佩戴夜明珠

佩戴夜明珠做项链或头饰，是古帝王追慕与民俗敬仰的事，实际上是能量场物体在动静扎带中身体获益的一个奇妙之举。当然获益必须以身体达到一定进化水平为基础，达不到应有的水平佩戴夜明珠还会对身体形成损伤（故古语说："有福之人才能享大贵，命强之人才可御奇宝"，"穷命贪贵伤身家，命弱占宝折寿命"）。实际上，不同能量量级的物品，促进生命能量运转

的状态不同。同量级的能量获得有益,高过级差的能量遇之反而有害。夜明珠的使用,就必须用肾元命气帮助接纳,才能获得输录能频。

绳带应用方法:

2. 筑本项链

近期美国进口销售的"筑本项链",声称含有锗、钛、磁石、光导材料,能产生微量元素而有抗癌作用。磁性材料活跃神经的功能,光导材料将光转化为热能,产生负离子,对人体健康有利。

3. 强磁手带

强磁手带,不同的磁性强度级,培养生理适应后会有不同的治疗功能与保健功能。其中以 1100~2200 高斯保健降压手表最为突出。

4. 复合能健身器

光能、电能、磁能、热能、动能、声波能、引力能、生化能、旋转场能……复合能(两能量复合、三能量复合、多项能量复合)等健身与治病的产品,存在着巨大的开发价值与应用价值。也是人类进化必须开发与依赖过度的知识与技术。

绳带应用方法:

(1)治疗近视眼的光能、生能组合治疗仪器。

(2)治疗口腔疾病与扁桃体激光手术装置,及热能愈合治疗康复装置。

(三) 案例实施程序与要点

具体内容可参考第一句歌诀的相关内容。

(四) 案例示范图与名称

案例 1:

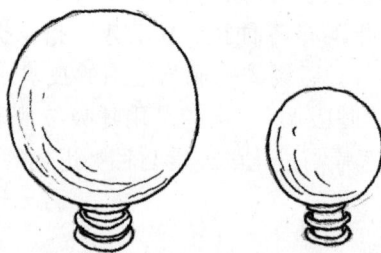

图 74　佩戴夜明珠做项链或头饰

案例2：

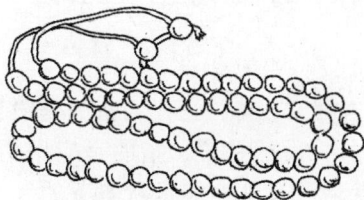

图 75 "筑本项链"

案例3：

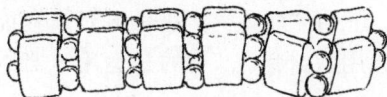

图 76 强磁手带

案例4：

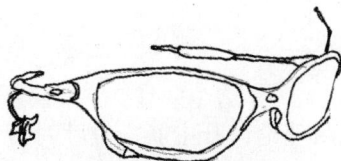

图 77 复合能的健身器

（五）案例中选择能量的种类

在案例1中，热能、电能、磁能、机械能、引力场能、势能、动能、涡流能、化学能、辐射能、聚缩能、声能。人类进化前期，热能是影响进化与生存的关键因素。进化到能量互转纳序之后，热能、声能、电能，成为人类进化与生存的重要因素。随着进化进展，电能、光能成为人类进化与生存的主要能量。

在案例2中，电能、声能、光能作为能量源，产生人体生理系统强化应用方法，提示与摸索新路子。

在案例3中，热能与生物化学能量的配合研究应用，是进行人类主导进化选择的开端。进行深入研究，会使得人类在生存质量与生存环境改善上获得收益。

在案例4中，对两种能量、三种能量、多种能量共同调节要素强度与作用方式，会对人类的能量干预进化学的研究与应用，开启一个崭新的世界。

二十、无能无场行阴阳，场能运用八卦韬

(一) 文义解释

"无能无场行阴阳"中的"无能无场"，指的是没有能量，也没有能量场作用于特定的生命个体时。"行阴阳"，指的是应用阴阳理论与方法去操作。对于人体来说，阴阳指就是没有外加能量状态下的气血运行情况。在有能量或能量场的某一个因素介入调整人体气血状况时，就是四象（老阴、老阳、少阴、少阳）的运行技术。如果能量与能量场两种因素都介入调整人体气血运行的状态，就是八卦运行技术。

"场能运用八卦韬"中的"场能"，就是指能量与能量场，意思为有它们参加人体气血调整。"运用八卦韬"，指的是运用八卦的规律进行运行与准备待变预案。

全句意思是：结绳扎带应用时，如无能量或能量场的介入，就按照阴阳学的规律去分析与处理事情；如能量与能量场介入人体气血调整，就按照八卦的规律去分析与处理事情。

(二) 用法举例

1. 带缠竹叶

竹叶，清肝明目。按照理论，肝主筋，竹叶对劳累性肌肉与肌腱酸痛应能治愈、消除不适感觉。实际上，把鲜竹叶贴在或捣烂敷在酸痛的位置，效果不好。必须对酸痛位置进行力量按摩（为巽风之能量），再敷以捣烂的竹叶，才会有解痉止痛作用。或者用煮水法加工竹叶，再加以使用（把熬的水搓于疼痛皮肤表面，外缠浸过竹叶水的带子），就会有一定的疗效。

如果竹叶捣烂后用电极把电麻仪两极放在疼痛部位，由于电能介入调节身体气血的运行，就使得疼痛因为新的阻滞物排泄与分解而减轻。或者是用热敷装置（温度控制在40℃~43℃）敷在竹叶糊上安置疼痛位置，也能减轻或终止疼痛与身体不适。

绳带应用方法：

（1）用枸树叶、铁树叶、楝树叶、桃树叶、银杏叶熬水热敷，帮助治疗淋巴癌，有较好的辅助治疗效果。

（2）用雪莲花、小红花、牡丹花、三七花、七叶一枝花熬水热敷，可以对硬皮症有一定的治疗作用。

2. 热敷冷磁法

用竹叶捣烂，放在肌腱容易产生痉挛的地方，再用热水袋加热竹叶糊处的皮肤。热敷10~20分钟后，再去掉药物，用带子轻缠，之后用磁铁旋转摩擦带子。此种疗法，可以治疗缺钙与肝功能不好引起的肌腱痉挛。

绳带应用方法：

（1）用鸦胆子熬水泡脚，让脚部鸡眼软化，再涂抹牛唾液后用冰块冷敷。1 日运用 1 次，3 ~ 5 日鸡眼即可脱落。

（2）服用鸦胆子油后泡洗热水澡，然后喝芝麻花汁液。1 日 2 次，对胃癌、肠癌均有较好的治疗作用。

3. 电光热三能合用治骨伤

对骨伤患者中骨痂难结成，韧带弹性不易复原的人，可采用调制交流电、光频谱照射特定生理区域、热能形式与温度控制复合要素纠正的状态。三者齐用，就会得到骨痂与韧带愈合或功能复原的较为理想的生理调节状态。能用"接骨丹"或梅山派的"神仙接骨汤"，就会有更加神奇的治疗与预后效果。

绳带应用方法：

（1）用紫苏、白糖、红薯等量捣烂如泥，用蚯蚓同量捣泥掺和，用糖稀调和成膏，贴于骨折处，用热敷方法进行热力渗透，再施以电疗处理四肢肢端，最后以绿色光线照射。可以加速愈合。

（2）韧带撕裂也可以用上述方法处理，能够加快愈合。

4. 热磁风三息共施除顽疾

此类疗法是以恰当的能量载体物质或组合物进行实施的。

（1）药带加能扇风推磁石：痛风症可以用息风藤、夜交藤、雷公藤、鸡血藤、丝瓜藤、桂皮熬汤，浸润带子。然后缠绕疼患处，进行热敷。加热后用磁片扇子搧风。每次治疗要反复如此 3 次（每个环节各用 3 分钟）。然后用干布带缠绕，之后用磁石进行向心性推摩。

（2）粉上加带磁石摩，摩后加热留见汗：对骨刺引起的疼痛，可以用牛膝、川芎等量打成粉。用炮制的干粉涂到布带上进行缠绕痛处。缠带后进行磁石推摩 10 ~ 20 分钟。然后进行热水袋压在带上干热敷 20 分钟。就可以缠带做事 2 ~ 3 小时。每天如此操作一次。

（3）药膏涂带磁石摩、卸带暖风吹潮回：治疗股骨头坏死，可以用三七、牛膝、藏红花、藏羚羊角粉、砒霜各适量配成药膏，涂带患侧股骨头外皮肤处。然后在带子相应位置涂抹药膏，缠绕两髋过腹背。缠好带子，用磁石旋转摩擦带子。然后停带 8 小时。卸带之后，立即用电吹风对着涂药部位的皮肤进行吹风。当皮肤有潮湿或微汗状态就可以结束此次治疗。

绳带应用方法：

（1）治疗带状疱疹，可以用酒精灯烧热（烧红）三棱针，刺破疱疹边缘。然后进行抗病毒针剂的选点组网痕量皮下浅注射。然后进行磁场加载。停 4 小时后口服阿昔洛韦，然后用吹风机对疱疹部位吹热风（热而不烫）

10～20分钟，一日2～3次，服药时均对疱疹用热吹风机处理一次。如此治疗7天，一般都可以将疱疹主症状清除。配合电疗效果更好。

（2）治疗腰椎间盘突出，也可以先加热腰脊椎皮肤，再注射药剂（消炎、脱水、活血化瘀），再口服药剂后进行吹风机吹热风。最后进行电疗。一般一周即可清除主要症状。

（三）案例实施程序与要点

具体内容参考第一句歌诀的相关内容。

（四）案例示范图与名称

案例1：

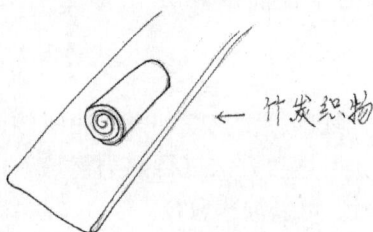

图78 带缠竹叶

案例2：

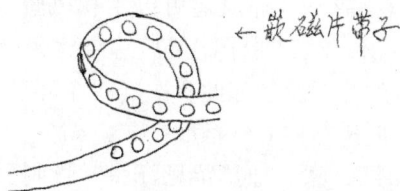

图79 热敷冷磁法

案例3：

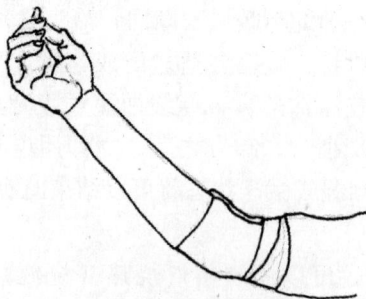

图80 电光热三能合用治骨伤

案例4:

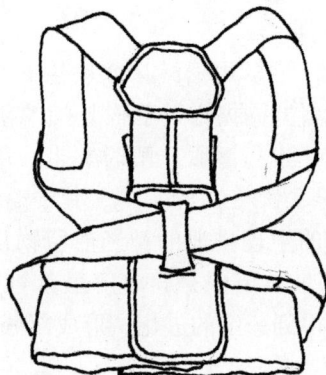

图81 热磁风三息共施除顽疾

（五）案例中选择能量的种类

在案例1、3中，用磁能、热能、光能、声能、机械能、涡流能，势能、动能都有助于治疗。

在案例2中，可以用磁能、热能、声能、机械能、涡流能，势能、动能等能量作为配合治疗的能量，以加强疗效与缩短疗程。

在案例4中，巧妙运用磁能、热能、声能、电能等都将为治疗与进化起到巨大作用。

二十一、退还用常进用奇，绳带融药多神效

（一）文义解释

"退还用常进用奇"中的"退还"，是从进化与改变状态上说的，意思是退还成原来的细胞结构与信息状态。"用常"，指的是与细胞结构、基因信息相一致的能级技术，也叫常态技术。"进"，在这里指的是细胞结构与信息状态进化状态。"用奇"，这里指的是比细胞结构与基因信息高一个级次的能量技术，也叫奇高态技术。"退还用常进用奇"，是说治疗疾病时，要达到退还成原来的细胞结构与信息状态，就要采用与细胞结构、基因信息相一致的能级技术，也叫常态技术；治疗目的是达到进化细胞结构与信息状态，就要采用比细胞结构与基因信息高一个级次的能量技术，也叫奇态技术。

"绳带融药多神效"中的"绳带融药"，指的是绳带在运用时先做融药处理（处理方法有湿溶法、半湿融法、干蒸法、电解法等）。"多神效"，指的是此种情况下往往会有出乎意料的神奇效果出现。"绳带融药多神效"，说的意思就是绳带在运用时先做融药处理，往往会有出乎意料的神奇效果出现。

(二) 用法举例

1. 脚带缠足电解奇歇滞

肝硬化病人在治疗时，可以用蟾酥、冰片各 1 克，加绿豆苗、冰冻高粱苗各 5 棵，煮水泡脚（或者共同捣烂敷于脐上），然后用缠带缠于脚上，有微凉感，用热水袋加热脚掌，进行睡眠。醒时去带，用小电流通过水中，将脚放入通入微小直流电（3 ~ 5 伏特）的水中，其中略微放些食盐（1 ~ 2 克）。这样有助于体内治疗肝脏的生理排泄的神经滞留物从脚部电解排出，可以较快得到康复的预期结果。最重要的是，电解虽然量度微小，生理意义重大，可以使相应神经生理系统得到一定的进化，形成部分进化性治疗。

绳带应用方法：

（1）脚上缠绕萆草水的湿带，进行电疗，很快就可以止住腹泻，消除腹泻引起的痉挛疼痛。

（2）脚上缠绕用明矾水浸泡的带子，可以治疗脚部出汗，防止脚臭。加入茉莉花煮水，还可以治疗脚气。

2. 药膏带

红薯、紫苏等量捣烂，甘蔗汁液调和成膏状，用白布包在小腿骨处，可以使小腿骨练习扫踢树桩不受伤。

绳带应用方法：

（1）老年人用此法保健，可以弥补钙沉积不足造成骨骼脆化。具有保养骨质健康的作用（但须在专家的指导下进行）。

（2）儿童适当进行此种护养性治疗，可以保证发育时骨骼坚实有弹力，生长快速不缺钙。

3. 贼方疗伤

使用贼方的药物，用患者唾液提取的生理酶进行调制药膏，涂抹肌肉创伤与肌肉撕裂伤伤口处，然后轻轻缠绕带子。10 分钟后在带子上倒上庆大霉素注射液 1 ~ 2 支，然后在湿过药的带子上通电（电压、电流、频率、波形要调整适当）10 分钟。一般第二天即可落痂长出新皮。肌肉、肌腱功能第三天就可以训练复原。

绳带应用方法：

（1）农民收割季节备用此法，保证红伤快速痊愈，不耽误农活，不影响生活质量。家备此药，连猪羊都会受益。

（2）工地备用此药，可以使得工伤快速处理，减少损伤程度与痛苦。

3. 痔疮涂药，音频电疗

在一位久治不愈的痔疮患者求治时，用痔疮膏涂抹患病部位，让其用铜棒电极插入患部肛门中，将收录机喇叭前的电极接出，一端接上阳极端，另外阴极接上患者的璇玑穴。收录机播放扬琴或琵琶的音乐。如此电疗，一日一次。连续电疗一周。治疗效果比较满意。

绳带应用方法：

颈椎、腰椎药膏治疗运用时，可以用电极帮助渗透与止痛，会使治疗得到较快减轻痛苦的效果。其他关节骨质增生，都可以用此类方法进行处理。

（三）案例实施程序与要点

具体内容可参考第一句歌诀的相关内容。

（四）案例示范图与名称

案例1：

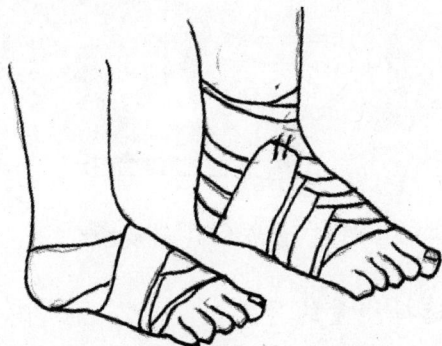

图82　脚带缠足电解奇歇滞

案例2：

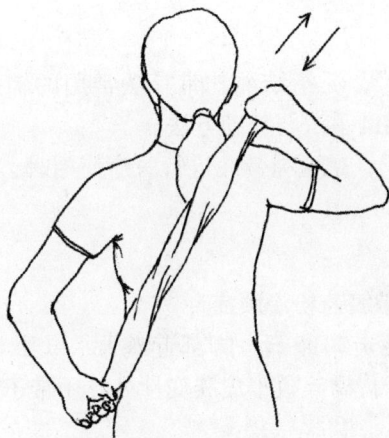

图83　药膏带

案例3：

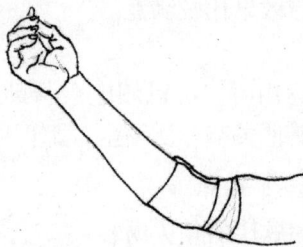

图 84　贼方疗伤

案例4：

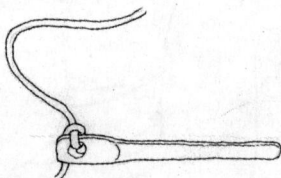

图 85　痔疮涂药，音频电疗

（五）案例中选择能量的种类

在案例1、2、3、4中，配合运用磁能、热能、光能、声能、机械能、涡流能，势能、动能等能量进行医疗，可以收到更快的医疗效果。

二十二、刺刮灸贴蒸浴摩，绳带携手各有招

（一）文义解释

"刺刮灸贴蒸浴摩"，泛指结绳扎带疗法常用的辅助疗法，也指具有药、能量、能量场补益的辅助手法与外助方法。

"绳带携手各有招"，是说绳带在进行医疗使用时，可配合各种辅助疗法、辅助手法与外助方法。

（二）用法举例

1. 割脚、点雀，带缠药粉治顽症

得顽症后练习赤足走鹅卵石，脚部起鸡眼、疣状物、大片老茧、雀子、瘊子等，可以用鸦胆子仁捣碎敷于皮肤变性处，用带子缠绕。

绳带应用方法：

（1）采用激光点疣子，用作配合其他疾病的治疗，也会有很好的效果。

（2）电弧针烁烧，也可以点去刺瘊或疣子。做完之后要涂抹碘酒或碘伏液。必要时进行口服消炎剂。

2. 药浴带缠巧增功

没药、续断、刘寄奴等药熬汤汁，进行身体泡浴，结合药液中练习吐纳与力量型训练，就能使功力较快增长。

绳带应用方法：

（1）硬功练习用此法。

（2）武当秘传内功与系列功夫，都有药液泡浴或缠带辅助练习，可以将功夫定向导引，成就预期功夫。

3. 电弧或激光烧榫子、疣配合治疗进化歧化病

绳带应用方法：

（1）一般选择点去的疣子要具有相同五行，或字母相生关系；病的用药兼顾体五行与流年五行；采用能量要子母所在五行同调共治（暗合地支五行成局比和或相生）。

（2）平日饮食、居住、喝药要讲时辰关系（此理繁琐，暂不讨论）。

4. 留针穿场生理效应

针灸之后留针，然后在磁场、光谱场、激光色谱场、电场中进行运动，会增强治疗作用。

绳带应用方法：

（1）电针选择电极点，输入频率调神经反射传导效应区。

（2）电针选择电极点，输入频率调五行生克点。

（三）案例实施程序与要点

1、2、3、4可参考第一句歌诀的相关内容。

5. 本节中的结绳扎带，要注意温度适当高一些，有助于功能与生理组织的进化与代谢。

（四）案例示范图与名称

案例1：

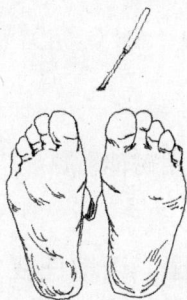

图86　割脚、点雀，带缠药粉治顽症

案例2：

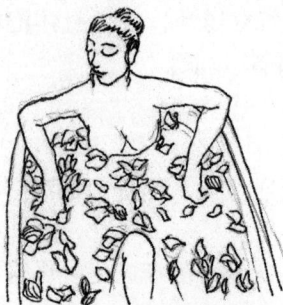

图 87　药浴带缠巧增功

案例3：

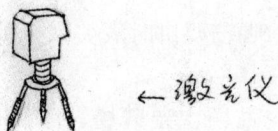

←激光仪

图 88　电弧或激光烧赘子、疣配合治疗进化歧化病

案例4：

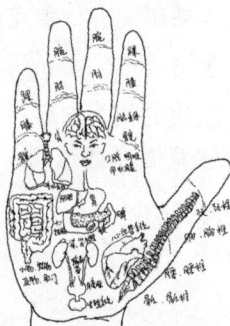

图 89　留针穿场生理效应

（五）案例中选择能量的种类

在案例1、2、3、4中，使用磁能、热能、光能、声能、电能、机械能、涡流能，势能、动能等能量进行参与治疗，有促进进化之效。

二十三、通得绳带医行理，天地任我常逍遥

（一）文义解释

"通得绳带医行理"，是说能够通晓绳带在各方面的行医道理，也是强调

结绳扎带道理的重要性。

"天地任我常逍遥"，是说在天地的进化规律与适应规律（通常以"天"代表变化与进化规律；以"地"代表适应与容纳规律）体系里，由于绳带医用调节身体的技术精通运用，身体和生理功能就能逍遥地生活与跟进在这些环境之中。

（二）用项举例

1. 发结织带进功能

当功夫进展到一定的强度，由于脑神经与脑组织的滞后，身体再进化时就会引起头痛、头晕、耳鸣、与体感紊乱。此时，就需要加头箍，以抑血畅气，调整身体与大脑的进化拉近同步。再进展时，又会产生头区分块起窜与皮变，产生走火漏功（功能不受自己控制，能量会自发对环境产生影响叫做"走火"；功夫对身体定向调整自主发生或运行叫做"漏功"）。此时，就需要头发结网成许多发髻（如来佛头上的许多发结），然后定时将打了发结的头部缠带，再进行运功与身体强化训练，就能达到大脑快速跟进身体进化速度，使整体生理与功能进化整体较快、较少痛苦地进展。即使如此，过去练强功夫的人还是要先练习身体对痛苦的忍耐能力，称作苦行训练。这样运用，可以减少身体生理组织的损伤，较快跟进神经与生理组织的功能进化。

绳带应用方法：

（1）耳鸣现象在治疗时头发打结成小方结，然后加热用药洗浴；有目混现象时头发打结成多条小辫，然后用药泡洗；有牙痛现象的人头发打结三角结，然后用药洗浴；面部疼痛、抖动的人头发打结成圆环形小结，然后用药泡洗；有头晕现象的人头发打结成网状环阵，然后加热用药洗浴……每种头发打结方式，在高能量运行时就会形成并网效应。用能量干预治疗头部时，发结形态会有影响。

（2）剃发治疗最简便。

2. 能量场进化带

用具有特殊能量场的物质巧妙做成带子，并且用恰当方法启动与控制对应的能量，就能够定向促进进化功能或生理效果（由于能量学原理、生理能量通道选择、生理能量信息纠正方法与检验、选用能量形式与量级的生理吻配与防止歧化等内容没有讲述，要在能量医学中详细讨论，此处暂不解释）。

3. 功座助功巧治病，强体健魄益智慧

能量学原理、生理能量通道选择、生理能量信息纠正方法与检验、选用能量形式与量级的生理吻配与防止歧化等内容在能量医学中详细讨论。

（三）案例实施程序与要点

具体内容可参考第一句歌诀的相关内容。

（四）案例示范图与名称

案例1：

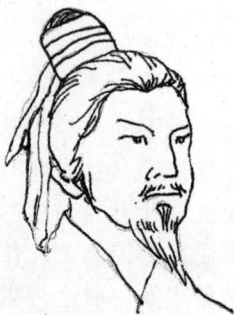

图90　发结织带进功能

案例2：

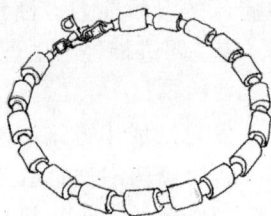

图91　能量场进化带

案例3：

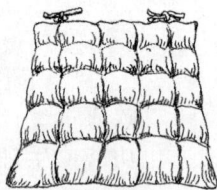

图92　助座助功巧治病，强体健魄益智慧

（五）案例中选择能量的种类

在案例1、2、3中，选择使用磁能、热能、光能、声能、电能、或机械能、涡流能，势能、动能等能量，可以有助于大脑生理功能与智慧的开发与应用，有助于生命寿命的进化性延长。

第三节　结绳扎带因人、因地、因时制宜

水土不服，是很多人都知道的概念。运用结绳扎带进行治疗时，也会出现类似情况。因此，因时、因地、因人进行变通治疗，就是医疗上需要考虑的事情。举一个用药物治疗鸡眼的案例，来说明此种情况：

鸡眼膏贴敷鸡眼对不少人都存在一个问题，就是鸡眼贴掉以后还会再复发。因此有些人就尝试用偏方解决问题。用芝麻花擦鸡眼，1日3次，3～5天就可以贴掉；用牛唾液涂抹后揉按，1日3次，3～5天也可以使鸡眼脱落；用香蕉皮擦揉鸡眼，一周时间也可以使鸡眼脱落；用六神丸贴鸡眼，一次贴3天，3～5次可以把鸡眼膏贴不净的鸡眼贴落；鸦胆子贴敷或涂擦，也可以去掉鸡眼。但是，每种方法仍有一些人用了而不能去掉或鸡眼复发。究其原因，多是同类抗药性或食物相关适应性造成的。经过反复实践发现，食物繁杂者用食谱不曾出现过的药物用于贴敷效果较好；固定种类饮食者用异地药物较好；喜欢肉食者用植物性药物效果较好；喜欢素食者用牛唾液类动物性药物效果较好。

如张某经常使用钳子、扳子、铁、木、塑料工具，喜欢肉食，体态较胖。手指与手背起了许多刺瘊，用鸡眼膏、鸦胆子贴敷均无理想疗效；用冷冻疗法、激光疗法治疗后也又复发；吃了汤药、用了针刺疗法，还是未能把刺瘊清除干净。笔者用鲜芝麻花涂抹、搓揉，1日2次，晚上睡觉前用净布带包扎一片鲜芝麻花在刺瘊处。如此3～5天，7个刺瘊全部脱落，并且不再复生。

如申某经常使用机械工具，喜欢素食，体态适中。大拇指根部有一个特大刺瘊（直径31毫米），另有3个刺瘊长在手指其他部位，颈后还有一个大的刺瘊（直径23毫米）。经过药物贴敷、激光治疗、针刺拔罐，都未能去掉刺瘊。来就医后，我让他涂抹牛唾液，并按摩5～10分钟，用电弧把大拇指与颈后两颗大的刺瘊烧掉，并涂抹庆大霉素针剂加快愈合（烧后2天也嘱咐其涂抹牛唾液）。1周后，刺瘊全部脱落干净，皮肤恢复得与其他皮肤一致。愈后观察10年未见复发。

在物探队工作的王某，经常野外工作。右手背上长了无名包块，奇痒难耐。用拔毒膏贴敷无效，用针刺放血疗法治疗无效，有医生建议手术治疗。来求医后，我让其用白胶布固定贴敷六神丸于包块上（每平方厘米贴1粒，3天换1次）。经过3次贴敷，包块化脓。刺放出脓，涂抹庆大霉素针剂。收口后，又贴敷六神丸1次。遗留硬结脱落。一个月后，皮肤正常。17年未见有再生迹象。

如苟某做石碑锻刻工作，喜欢吃肉，体态较胖。多个手指生有扁平疣，右小臂长了3个小脂肪瘤。用刺割疗法、药物贴敷，均效果不明显；用注射疗法，也未见明显变化；用鸡眼膏贴敷，脱落后很快又再生；用激光疗法，也又再生如初。来求医时（时值冬季），我让患者用香蕉皮擦抹扁平疣处皮肤，用香蕉皮内白皮贴敷脂肪瘤3天，换用六神丸贴敷3天。如此轮换贴敷脂肪瘤。轮换贴敷一次后的第七天，扁平疣全部脱落，脂肪瘤开始软化。轮换第二轮的第十三天一个大的脂肪瘤开始痛痒，刺破后有脓水样物质流出。换贴第三轮后二十天，3个脂肪瘤均缩小至触摸不到的程度。5年随访，未见复发。

如季某做行政工作，食谱杂多，体态较胖。就医前20年前得了牛皮癣（银屑病），经过中西医治疗，均药物停止即行复发。用了多次民间偏方治疗，也未能阻止复发；用刺割疗法，也没能治愈银屑复发之态。来求医后，嘱咐患者用香蕉皮与牛唾液轮换涂抹患处，涂抹之后进行揉按。夜晚睡觉之前，用芝麻叶水浸泡后晾干的带子裹包患处49天（49天后只进行香蕉皮涂抹一天，换用牛唾液涂抹一天）。经过3个月自行医疗，皮肤光滑基本如常。经过2年观察，皮肤恢复状态保持良好。

综合论之，用身体识别与经历较少的药物进行外用效果会更加显著（用于清除瘤子、疖子、包块、牛皮癣、脚癣等均是如此道理）。

结绳扎带进行治疗，也是要考虑此类变通。变通治疗时，要注意以下原则：

1. 胖人治疗时，要注意绳带适当宽粗一些，紧度适当大一些，时间适当短一些。

2. 瘦人治疗时，要注意绳带适当细窄一些，紧度适当小一些，时间适当长一些。

3. 常吃药的人，绳带浸药治疗时，尽量选用异地药、冷僻药、食物链不相关的药。

4. 吃药种类很多的人进行治疗时，尽量选用生理酶与菌类介入治疗的组方药、冷僻药。

5. 生活条件较好而缺乏运动的人治疗时，要选用治疗前的适度运动作为配合治疗条件，前期最好再加以热能处理皮肤，进行系统治疗。

6. 生活条件好而喜欢运动者，最好以磁能进行前处理，再配合电疗进行结绳扎带治疗。

7. 生活条件差而劳作过度者，进行治疗前最好进行洗浴，增强皮肤通透性，再以磁疗进行处理，然后配合电疗进行结绳扎带治疗。

8. 生活条件差而又不能锻炼身体者在治疗之前，最好先做按摩，再施加电疗，然后进行结绳扎带治疗。

9. 久病体虚不能锻炼身体者，在治疗前应该先疏通神经反射系统的传导系统，再进行结绳扎带治疗，然后进行生理电频率纠正治疗，会使疗效稳固而持久。

10. 在医院住院治疗的病人需要用结绳扎带疗法进行治疗时，应该先进行病理应区的电频率纠正治疗，然后进行结绳扎带治疗。

11. 手术后需要帮助康复治疗时，结绳扎带之前需要进行电频治疗，然后进行吸氧帮助的绳带治疗。

12. 脑出血病人抢救治疗时，可以用川芎粉垫在带子内进行结带护固脚跟腱与脚踝，这样治疗产生后遗症的几率就会大大缩小，甚至会没有后遗症发生，同时会提高治疗速度与预后质量。同时注意，危重期进行调制电频配合治疗时，要放在四肢远端进行负反馈式治疗。不要进行头面部选择电极介入点，不要用血液循环系统调制相近的频率治疗。

13. 对静脉栓塞与动脉栓塞等栓塞类病人，进行配合治疗时，结绳扎带要用涂抹蚓激酶或蚯蚓吐出液的湿带，环境温度应该调整至与体温相差2℃～4℃，用带时间要逐步延长，用带同时要有热能或电能配合治疗。

14. 对重症产生疼痛期的病人进行救急治疗时，不可以采用阻止疼痛的生理电频率进行干预神经系统，结绳扎带可以与肌肉兴奋相关电频率结合应用，也可以与热能联合应用。

15. 对6岁以下儿童不宜采用头面部电频直接干预性治疗；对9岁以下儿童不宜进行近视干预治疗；结绳扎带在这些儿童中使用，进行热能与磁能互换性配合治疗最为稳妥。

附录1　能量选择一般性原则

1. 在治疗疾病、健身强体、延年益寿、生理进化方面运用能量，一般首先选用引起遗传信息、复制信息、防卫信息、平衡信息、非意识生理运行信息同步协调与稳定的能量种类与能量作用形式（指物质反射出的波粒物理特性）。

2. 在治疗疾病、健身强体、延年益寿、生理进化方面运用能量，如果5种生理信息系统（遗传信息、复制信息、防卫信息、平衡信息、非意识生理运行信息）不能得到协调与稳定地调整，就选择引起生理进化性遗传信息、复制信息的同步协调与稳定的能量种类与能量作用形式等身体生理功能达到健康的稳定状态时再用恰当方法将防卫信息、平衡信息、非意识生理运行信息逐步调整至同步协调与稳定。

3. 在治疗疾病、健身强体、延年益寿、生理进化方面运用能量,如果5种生理信息系统调整都不能得到协调与稳定,就选择能够在治疗疾病、健身强体、延年益寿、生理进化方面运用能量。

4. 在治疗疾病、健身强体、延年益寿、生理进化方面运用能量,如果5种生理信息系统都不能得到协调与稳定的调整,在治疗疾病、健身强体、延年益寿、生理进化方面所运用的能量也找不到,就选择能够引起细胞与组织功能产生退还性信息状态的能量进行干预。等到疾病症状稳定之后,再逐一恢复进行生理信息方面的干预,使5种生理信息系统都得到协调与稳定调整。

5. 在治疗疾病、健身强体、延年益寿、生理进化方面运用能量,如果5种生理信息系统都不能得到协调与稳定调整,在治疗疾病、健身强体、延年益寿、生理进化方面所运用的能量也找不到,引起细胞与组织功能产生退还性信息状态的能量也找不到,就选择能够引起异常生理指标或医学生理检验趋近正常的能量种类与能量作用形式。

6. 在治疗疾病、健身强体、延年益寿、生理进化方面运用能量,如果5种生理信息系统都不能得到协调与稳定调整,在治疗疾病、健身强体、延年益寿、生理进化方面所运用的能量也找不到,引起细胞与组织功能产生退还性信息状态的能量也找不到,引起异常生理指标或医学生理检验趋近正常的能量种类与能量作用形式也找不到,就选择引起吃饭与睡眠正常的能量种类与能量作用形式。

7. 在治疗疾病、健身强体、延年益寿、生理进化方面运用能量,如果5种生理信息系统都不能得到协调与稳定调整,在治疗疾病、健身强体、延年益寿、生理进化方面所运用的能量也找不到,引起细胞与组织功能产生退还性信息状态的能量也找不到,引起异常生理指标或医学生理检验趋近正常的能量种类与能量作用形式也找不到,选择减少或停止痛苦感觉的能量种类与能量作用形式。

8. 在治疗疾病、健身强体、延年益寿、生理进化方面运用能量,如果5种生理信息系统都不能得到协调与稳定调整,在治疗疾病、健身强体、延年益寿、生理进化方面所运用的能量也找不到,引起细胞与组织功能产生退还性信息状态的能量也找不到,引起异常生理指标或医学生理检验趋近正常的能量种类与能量作用形式也找不到,选择减少或停止疼苦感觉的能量种类与能量作用形式仍然找不到,就选择强电弧麻痹神经或用特殊电频率修改反射神经系统的反射阈值。

9. 在治疗疾病、健身强体、延年益寿、生理进化方面运用能量,如果5种生理信息系统都不能得到协调与稳定调整,在治疗疾病、健身强体、延年益寿、生理进化方面运用能量也找不到，引起细胞与组织功能产生退还性信息状态的能量也找不到，引起异常生理指标或医学生理检验趋近正常的能量种类与能量作用形式也找不到，由于治疗指标要求而不能选用阻止疼痛的方法就需要用能量修改药物或病源感应反射征。

　　总之而言，根据认知与技术操作水平，依次从"1"降至"9"的操作原则。选用第几条要看环境条件而定。有条件时，应尽量选择"1"或较前的原则方法，尽量使操作技术难度与人类智慧水平和环境技术水平相一致。

附录2　不同替能量类型法汇总表

替代能量类型	常用手法
替代热能	艾灸、火罐、热熨、熏洗、烟熏、滴点、食盐、食醋、沐浴、洗、冲洗、洗足、蒸汽、蜡药
替代光能	色光、焰火、激光、冰镜分光照射、太阳光
替代电能	人体电、手法调电、电疗仪、电麻仪
替代声能	音乐、击打乐器、踏舞、器乐、念唱、自然听觉
替代机械能	拍打、点穴、按摩、压耳、取嚏、泥沙、气功
替代磁能	磁、电磁、人体电、摩擦磁
替代势能与动能	秋千、安乐椅、车厢、游乐器械、滑雪、滑草、滑梯、游艇、跳伞
替代涡流能	风涡流器、水涡流器、磁能涡流器、光涡流器

下篇　与结绳扎带常结合
运用的疗法简介

　　结绳扎带医用歌讲述的绳带用法，必须与能量及药物结合，才能取得最好的效果。其中能量的选择运用是最为重要的条件，"没有能量不用带"是武当医学前辈一再强调的精神。所以本章简要列举出能够替代能量应用的医疗方法，这些疗法更是已经深入民心，在生活中处处可见。

　　能够与结绳扎带进行配合应用的疗法很多，能够与结绳扎带进行配合健身的方法也很多，还有许多技能能够在强体训练、延年益寿、武功自卫、安全保护、工业配件、运动供给工具、航天航空、军事行为、海域行走、山地运动、体育技能、艺术工艺、健身运动、学习辅助、种植养殖、园林艺术、科学研究工具、仿生技能、生物科学、装备设备、环境科学、医疗辅助工具、生活用具、交通工具、深海捕捞、影视工具用具、机械原件、铸造工艺、农业技术等许多方面进行配合应用或联合应用。由于此文重在讨论医学应用，故而着重讲述能够与结绳扎带疗法相结合运用的医疗方法。

　　在历史传承与研究中，很多结绳扎带技术得到了家庭化应用：眼皮起麦粒肿，用红线捆扎同侧手中指的指端第一关节，可以帮助针柄压按肿囊后加快消肿；头痛后喝姜茶，头扎布带，可以帮助发汗祛除湿寒病邪，及早恢复健康；干重活或走远路时小腿缠绕扎结长布带，以避免静脉曲张或动脉曲张；运动加快与负重运动时，腰部扎上宽带以强腰活气，防止能量不足造成肌腱乏力而机体损伤；对久坐之人避免腿肌松弛而造成脊柱曲变或肾经阻滞，尤其是避免腿疏精易竭的状况发生；经常举抬重物的人，为了避免臂部静脉曲张或动脉曲张，就在小臂或大臂中部扎上带子；激烈运动时，在关节部位缠绕带子，以防关节损伤或与撞击脱臼。有很多结绳扎带技术转入现代医学应用：用绳带扎结肌肉以阻止血管流血，有利于矫治骨位或肌肉缝合，保证不会失血过多遭遇生命危险，是医疗护理的常识。绷带吊缠肢体，是骨与关节损伤或手术后的常见措施，是防止重力拉伤新生组织。

　　诸如此类，医学应用绳带已经司空见惯、多不胜举。如西南民族扎头带、扎绑腿、束宽腰带等。

第一节　拍打疗法

拍打疗法，是用槌、木棒或钢丝制成的拍子，在患者某些特定部位上进行轻重不同而有节奏的拍打，以治疗疾病的一种方法。

一、禁忌证

各种表现湿烂的皮肤病、疮疖、痈疽、发热、急性传染病、癫痫、严重心脏病、肝脾肿大、各种出血倾向的疾病、妇女月经期及妊娠期、内脏肿瘤、骨折未愈合、骨结核、类风湿等均禁用。肾区禁用本法。

二、注意事项

1. 术者应熟练掌握操作方法，拍打疗法常和捏筋疗法联合使用，效果更好。

2. 拍打治疗时，室内温度要适中，温度过低容易受凉，温度过高容易出汗，一般以25℃~30℃为宜。

3. 每次治疗前要适当安静休息，使情绪安定，然后排净二便，脱去外衣，准备接受拍打治疗。

4. 拍打开始宜轻，以后逐渐加重。对儿童和年老体弱者手法宜轻，对年青体壮者手法宜重。对痹证、痿证和感觉功能迟钝者手法应适当加重。肩部、背部和腰部宜轻拍，骶部要重拍。四肢肌肉丰满处手法宜重，关节及肌肉较薄处手法宜轻。

三、能量配合的种类与方法

1. 力度过大或者血脂较高的病人，在拍打后会有较多的代谢物质进入流通渠道，需要热能与电能帮助，以确保不会形成沉积积聚，造成肢体末梢循环障碍与局部栓塞形成。

2. 血小板较低的患者，在相对大力拍打时会形成鼻血或肢体青紫斑。注意药物处理，或者饮服花生水。同时可以用11次/分钟生理电处理拍打组织，以保证不会形成血液低溶效应。

3. 进行拍打治疗期间，饮用芝麻叶煮山药茶，以漱服效果最好。能够坚持叩齿、搅舌、咽津的锻炼更好。保证生理酶能够进行主动调节配置，确保身体代谢快速、质量稳定地达到预期效果。

4. 拍打尿血的病人，应该在第一时间服用鲜小麦苗20克打制的鲜汁，然后进行每分钟 11 次频率的调制交流电治疗。肾炎者应用肾炎处理方案进行治疗；肾结石者服用排石汤与运动刺激，配合电频诱导排石治疗；输尿管结石的病人也服用排石汤，并刺激大包等穴位帮助排石。

四、临床特例处理预案

1. 对禁忌病人的救护与辅助治疗

（1）拍打后头晕、心里难受、体感不适、精神或体力明显见差的患者，应该迅速查明原因，进行对频治疗（要特别注意有潜在血管栓塞与心脏栓塞而未查明的病人）；治疗后难受而又不知准确原因的情况，应该制备银杏叶 5 克注水冷后泡鲜活蚯蚓 3 条，用吐出液涂抹心区、鼻区、脐区和脚心区，之后做 13 次／分钟频率的调制交流电。

（2）拍打后出现瘀青痕迹，就要用花生红衣浓汁（500 毫升水煮 15 克花生红衣，小火煎至 150 毫升）涂抹患处。一次治疗涂抹 3～5 遍，电弧治疗约 15 分钟（用 11 次／分钟调制交流电频，电压 75 伏，电流 0.007 毫安）。最后瘀青痕迹上可以涂抹花生红衣浓汁，晾干后退诊。有溃脓现象者，可以针刺排脓，涂抹庆大霉素针剂药水（易感染体质也可以口服抗生素）。溃脓治愈后需要用楝叶汤（楝叶 15 克，水 200 克，煎至 100 克药汁）涂抹，再做电弧处理治疗（用 11 次／分钟调制交流电频，电压 75 伏，电流 0.007 毫安）。

（3）拍打后出现肢体水肿时，用"玉米须白藜藜汤"（300 毫升水中放入白藜藜 10 克、玉米须 15 克，煮至 100 克药汁，溶入 1 克食盐）涂抹水肿处，用调制电弧处理（13 次／分钟调制交流电，电压 90 伏，电流 0.009 毫安）。

需要注意：用上法退不去水肿，意味着有肾脏、膀胱系统疾病，应该建议患者迅速到有条件科室或医院检查确诊，再根据情况进行治疗。

2. 建立救急储备用品与抢救治疗预案

（1）具有保温与控温装置的救急储备箱里应该储备副肾上腺素、银杏叶、花生红衣、玉米须、楝叶、食盐等救急药品，也要储备煮药用具、滤汁装置、储放药汁装置等用具与器皿。

（2）每种情况救急的预案要有准备，如中间各步操作程序、异常情况变通处理方案、收尾、预后处理。相关的预案放在储备柜的固定位置（一旦有病人求医，随时取出按程序应用）。

第二节　点穴疗法

点穴疗法是治疗疾病的一种方法。既不用药物，又不用工具，仅凭双手在患者体表的穴位上运用一定的手法就能达到治疗疾病的目的。

点穴的手法分为平揉法、压放法、皮肤点打法、经络循按法、五行联用法五种基本手法。此外，还有头部推运法、背部循压法、四肢摇运法等及其他辅助手法。

一、禁忌证与注意事项

1. 若患者精神极度紧张或极度疲劳的时候，应休息30分钟。这样，就可缓解紧张，消除疲劳，有利于点穴的疗效。

2. 饭后和饭前，不能用重手法。否则，容易使患者趋于疲劳与食欲减退。饭后点穴，须相隔30分钟，否则易影响消化质量。

3. 过饥过饱，不宜点穴，否则有害。过饥点穴，容易引起吸收不良，造成抑制性消瘦（重者易患厌食症）；过饱点穴，易造成饱感丧失，形成嗜食症（重者引起肥胖症）。

4. 患者在惊恐、愤怒时，禁忌点穴。惊恐时点穴易伤心脉，形成心悸、胸闷、心律不齐的病证；愤怒时点穴，容易造成伤肝、损目，造成视力下降、情志不畅。

5. 凡是远路而来的患者，须休息15分钟，再点穴。疲劳点穴，容易造成筋脉松弛、脂肪酸滞留性酸痛。遇到急救，可以灵活运用。

二、能量配合的种类与方法

1. 此节按摩之后，用适当的热能与磁能处理，会使得生理能量动力提高，循环质量提高，修复效果加强。

2. 用13次/分钟的交流电刺激皮肤，做较高电压情况下的肌肉收展处理，有助于质量与后生理功能稳定与提高。

3. 用摇篮或安乐椅作为势能与动能的转换器，让做过点穴法治疗的人卧躺在上面，进行"冰片芒硝水"（冰片与芒硝重量比为1∶3，取混合药粉9克溶化在50毫升水中。溶解后的药液即可以涂用）涂抹脚心与手心。涂抹完毕，就可以进行摇安乐椅或摇篮。这种机械能可以通过药品与势能、动能转换，达到神经系统录写即时信息。

三、临床特例处理预案

1. 对禁忌病人的救护与辅助治疗

（1）（2）（3）可参考"拍打疗法"的相关内容

需要注意：用上法退不去水肿，意味着有肾脏、膀胱系统疾病，应该建议患者迅速到有条件科室或医院检查确诊，再根据情况进行治疗。

（4）遇到损伤心脉者，服用黄芪丹参汤，进行每分钟 70 次频率调制交流电的治疗，使机能迅速复原。

（5）遇到损伤肝脉者，服用茵陈大枣竹叶汤，进行每分钟 13 次频率调制交流电的治疗，把偏失纠正过来。

（6）遇到点穴后疲劳、困乏的人，服用山药莲子羹，进行每分钟 50 次频率调制交流电的治疗。

（7）过饥病人点穴之后，应该用莪术、三棱、山甲做饼食用，然后进行每分钟 50 次频率调制交流电的治疗，把饥饿信息从疼痛信息源中剥离出来，修复饥饿进食关系。

（8）过饱病人点穴之后，应该用地龙、山楂做羹服食，进行每分钟 50 次频率调制交流电的治疗，把饱食抑制信息从疼痛反射记录信息中剥离出来，还复饱食抑制功能。

2. 建立救急储备用品与抢救治疗预案

（1）（2）可参考"拍打疗法"的相关内容。

（3）备好吸氧装置（氧气瓶、氧气袋等），做好摇椅使用的相关用品准备，在摇椅旁边安置磁力线动移设施。如有人出现晕针现象，立即在装置上救急处理。

（4）备好磁性背心一件。有逆时辰应穴而形成内伤或出现咳逆、咯血等不适症状时，给病人穿上磁性背心，供给氧气，进行周围施频刺激。

第三节　刺血疗法

刺血疗法是在中医基本理论指导下，通过放血祛除邪气而达到和调气血、平衡阴阳和恢复正气目的的一种有效治疗方法，适用于"病在血络"的各类疾病。

一、禁忌证与注意事项

1. 禁忌证

临床应用刺血疗法，有宜有忌。因此，必须根据患者的病情、体质以及刺血部位和某些特殊情况，灵活掌握，以防发生意外。刺血禁忌有如下几种：

（1）在临近重要内脏部位，切忌深刺。《素问·刺禁论》指出，"脏有要害，不可不察"，"逆之有咎"。该篇列举了脏腑及脑、脊髓被刺伤后所产生的严重后果，其认识与临床观察基本一致，应予足够重视。

（2）动脉血管和较大的静脉血管，禁用刺血。直接刺破浅表小血管放血，是刺血的基本方法。但要严格掌握操作手法。对动脉血管和较大的静脉血管，包括较重的曲张静脉，应禁止刺血。刺大血管附近的穴位，亦须谨慎操作，防止误伤血管。

（3）虚证，尤其是血虚或阴液亏损患者，禁用刺血。《灵枢·血络论》指出，"脉气盛而血虚者，刺之则脱气，脱气则仆。"因此，血虚（包括较重的贫血、低血压反常有自发性出血或损伤后出血不止的患者）应禁用刺血，以免犯虚虚之戒。血与汗同源，为津液所化生，故对阴液素亏或汗下太过者，亦禁用放血。若确须施用此法，应视病邪与正气盛衰而定，不宜多出血。

（4）孕妇及有习惯性流产史者，禁用刺血。

（5）病人暂时性劳累、饥饱、情绪失常、气血不足等情况时，应避免刺血。

2. 注意事项

应用刺血疗法时应充分考虑患者体质的强弱、气血的盛衰以及疾病的虚实属性、轻重缓急等情况，必须注意如下几点：

（1）详察形神：《灵枢·终始》指出，"凡刺之法，必察其形气。"临床刺血时，必须根据患者的体质状态、气质特点及神气盛衰等情况，确定相应的治疗法则。根据人体的高矮、肥瘦、强弱来决定刺血的深浅手法及出血量的多少。根据神气有余、不足，来确定刺血的适应范围和方法。

（2）辨明虚实：《素问·通评虚实论》说："邪气盛者实，精气夺者虚。"虚与实，概括了邪正关系。由于刺血的作用主要是通过决"血实"、除"宛陈"而达到治愈疾病的目的。因此，尤其用于实证、热证。

（3）知其标本：刺血疗法常作为重要的治标方法，而被用于临床。强调治病之法，宜先刺血以缓解其痛苦，再根据疾病的虚实属性，取舍补泻。现代对各种原因所致的高热、昏迷、惊厥等危证，先以刺血泄热开窍以治其标，然后再针对发病原因而治本。

（4）定其血气：《灵枢·官能》指出，"用针之理，必须知形气之所在，左右上下，阴阳表里，血气多少。"因此，必须根据十二经气血的多少及运行情况，来决定刺血及出血量的多少。临床上取商阳刺血治疗昏迷、齿痛、咽喉肿痛；取攒竹刺血治疗头痛、目赤肿痛；取委中刺血治疗腰痛、吐泻；以曲泽刺血治疗心痛、烦热、呕吐等，即是以经脉气血多少为依据的。

（5）顺应时令：《素问·诊要经终论》曰："春夏秋冬，各有所刺。"又说："春刺散俞及与分理……夏刺络俞，见血而止。"指出了人与天地相应，与四时相序，故刺血疗疾也因时令而异。根据四时五行衰旺与脏腑相配的机理，视腰痛病人发病经络的经气旺与不旺来决定。如足太阳脉令人腰痛，应取太阳经委中穴放血治疗，但春日不可刺出血，足太阳经为寒水之脏，春日木旺水衰，太阳经气方盛，故不能刺出血；足阳明脉令人腰痛，应取阳明经足三里穴放血治疗，但秋日不可刺出血；因阳明属土，土旺长夏，而秋日金旺木衰，故不可刺血以泻之，余可类推。

二、能量配合的种类与方法

1. 用频率45次／分钟左右的交流电进行周围电弧摩擦处理，有助于损伤组织较快愈合。

2. 用带浸蚯蚓溶液擦抹刺点前段皮肤，再施以磁铁、磁石摩擦下段皮肤，或加强循环质量，增加生理组织张力，有助于治疗时效。

3. 用葎草液100毫升加食盐3克，存入避光、密封瓶中备用。遇到皮下渗血或脏器出血，在鼻孔喷雾施入一些，在针孔滴上一滴。然后用70次／分钟的交流电进行处理。治疗之后饮用"黄芪大枣茶"。

4. 准备激光烁烧仪或电弧烁烧装置，在刺后有疖痣新生时进行烁烧处理。将排异机制固化的异常疖痣祛除，有减轻异常基因源的意义，同时为信息纠正系统减少负担。

5. 刺后出血颜色异常（暗色、紫色、黑色等），要用荆芥子油加花生红衣进行饮服，然后进行9次／分钟的交流电处理。

6. 刺血跌倒者，宜立即服用大枣花生粥，用每分钟50次与每分钟70次的频率刺激血海与涌泉穴，调和气血、平衡肝脾。

7. 大汗之后进行每分钟6次与每分钟70次频率调制交流电的治疗，然后进行刺血，再服用大枣黄芪汤，促进肺心谐和，气血同养，达到预期治疗目的。

三、临床特例处理预案

1. 救急处理

（1）储备电频率调节仪器1台，蚓激酶若干，葎草5两，花生红衣5两，食盐1袋，氧气装置1套，喷雾器1个，激光烁烧仪1台，实验室器皿1套，荆芥子油1瓶，抗生素若干，庆大霉素针剂1盒，注射器若干，干燥柜1个，冰箱1台，酒精若干，缝合针1套，缝合线若干，小型手术包1套，手术台1个，临床手术麻醉药若干。

（2）各类救急方案写清操作程序、用品、准备工作、质量检验、收尾工作、预后处理等。方案放在固定位置，以备需要时易于拿取。

（3）"硼砂花生红衣粉"（花生红衣50克，硼砂1克，共研成粉，装入干燥容器保存）修补法：在血管刺破而流血过多时，以"三段带法"（在破损肌肉组织的血管流入方向上端，取三道位置分别扎带，以逐渐减少流速、紧张力的方式控制血液流出溢张压力，使机体在愈合张力范围内更快地新生缔合）止血，以庆大霉素针剂涂抹在破损肌肉处。皮肤发干而无渗出液时，用花生红衣粉贴敷在破损处皮肤外。然后用调制交流电做远端神经反射点（神经末梢），频率13次／分钟，电压90伏，电流0.011毫安至0.013毫安。

（4）催眠设施1套。在机体破损修补后，让病人在诱导催眠下进入催眠态30分钟至1小时。然后唤醒主控意识，再吸氧10分钟。一般3小时就可以修补好破损组织。4~6可以脱痂。

（5）脱痂后的病人，如果必须使皮肤恢复光滑度与弹性，就需要做皮肤软化治疗。用桑叶1斤，煮水至干（桑叶加水1500毫升煮至500毫升时，取出桑叶。滤出的液体继续溜干），将干燥后的遗留物研碎，用芝麻油调成膏，涂抹于曾经损伤的部位。每小时做一次频率为70次调制交流电治疗，6~8小时，可以恢复皮肤光泽度与弹性。

2. 建立救急储备用品与抢救治疗预案

具体内容可参考"点穴疗法"的相关内容。

第四节 针刺疗法

针刺疗法是以中医理论为指导，运用针刺防治疾病的一种方法。针刺疗法具有适应证广、疗效明显、操作方便、经济安全等优点，深受广大群众和患者欢迎。

武当医学认为，针刺疗法是综合运用微损伤修复机制、神经有限交汇信息技术、生理电并阻效应、微量成分跨窒运行的局部排异整理效应等生理调节技术，达到自体能量与自体物质调整下系统复原技术或局部生理循环修复技术。

一、禁忌证与注意事项

1. 禁忌证

（1）患者在过度饥饿、暴饮暴食、醉酒后及精神过度紧张时，禁止针刺。

（2）孕妇及处于经期的妇女。

（3）严重的过敏性、感染性皮肤病患者，以及有出血性疾病的患者。

（4）小儿囟门未闭时头顶部禁止针刺。

（5）对于儿童、破伤风、癫痫发作期、躁狂型精神分裂症发作期等，针刺时不宜留针。

2. 注意事项

在针刺治疗过程中，由于患者心理准备不足等多种原因，可能出现如下异常情况，应及时处理。

（1）晕针

晕针是针刺治疗中较常见的异常情况，主要由于患者心理准备不足，对针刺过度紧张，或者患者在针刺前处于饥饿、劳累等虚弱状态，或患者取姿不舒适，术者针刺手法不熟练等。如患者在针刺或留针过程中突然出现头晕、恶心、心悸，面色苍白，出冷汗等表现，此时应立即停止针刺，起出全部留针，令患者平卧，闭目休息，并饮少量温开水，周围环境应避免嘈杂。若症状较重，则可针刺人中、内关、足三里、素髎等穴，促其恢复。经上述方法处理后如不见效并出现心跳无力，呼吸微弱，脉搏细弱，应采取相应急救措施。

为了防止晕针，针刺前应先与患者说明针刺疗法的作用，可能出现的针感，消除患者的恐惧心理。对于过度饥饿，体质过度虚弱者，应先饮少量水后再行针刺；对于刚从事重体力劳动者，应令其休息片刻后才针刺。

（2）滞针

在针刺行针及起针时，术者手上对在穴位内的针体有涩滞、牵拉、包裹的感觉称滞针。滞针使针体不易被提插、捻转，不易起针。滞针的主要原因是针刺手法不当，使患者的针刺处发生肌肉强直性痉挛，致肌纤维缠裹在针体上。出现滞针后，不要强行行针、起针。应令患者全身放松，并用手按摩针刺部位，使局部肌肉松弛。然后，轻缓地向初时行针相反方向捻转，提动针体，缓慢将针起出。

为了防止滞针，针刺前应向患者做好解释工作，不使患者在针刺时产生紧张，并在针刺前将针体擦净，不可使用针体不光滑、甚至有锈斑或者弯曲的毫针。针刺时一旦出现局部肌肉挛缩造成体位移动时，应注意术者手不能离开针柄，此时可用左手按摩针刺部位，缓慢使患者恢复原来体位，轻捻针体同时向外起针，不得留针。另外，在行针时应注意不要大幅度向单方向捻转针体，避免在行针时发生滞针。

（3）弯针

针刺在穴位中的针体，于皮下或在皮外发生弯曲，称弯针。在皮外的弯针多是由于留针被其他物体压弯、扭弯。起针时应注意用手或镊子持住弯针曲角以下的针体，缓慢将针起出。发生在皮下的弯针，多在走针时被发现，是由于患者在留针，或行针时变动了体位，或肌肉发生挛缩，使针刺在关节腔内、骨缝中、两组反向收缩的肌群中的针体发生弯曲。另外是由于选穴不准确，手法过重、过猛，也会发生针尖弯曲或针尖弯成钩状。起针时若发现皮下的弯针，应先令患者将变动的肢体缓慢恢复到原来进针时姿态，并在针刺穴位旁适当按摩，同时用右手捏住针柄做试探性、小幅度捻转，找到针体弯曲的方向后，顺着针体弯曲的方向起针。若针尖部弯曲，应注意一边小幅度捻转，一边慢慢提针，同时按摩针刺部位，减少疼痛。切忌强行起针，以免钩撕肌肉纤维或发生断针。

为防止弯针，针刺前应先使患者有舒适的体位姿势，全身放松。留针时，针柄上方不要覆盖过重的衣物，不要碰撞针柄，不得变动体位或旋转、屈伸肢体。

（4）断针

针体部分或全部折断在针刺穴位内，称为断针。常见原因是由于针根部锈蚀，在针刺时折断。如果自针根部折断时，部分针体仍暴露在皮肤外，可立即用手或镊子起出残针。另一个原因是因滞针、弯针处理不当或强行起针，造成部分针体断在皮下或肌肉组织中。此时应令患者肢体放松，不得移动体位，对于皮下断针，可用左手拇指、食指垂直下压针孔旁的软组织，使皮下断针的残端退出针孔外，并右手持镊子捏住断针残端起出断针。若针体折断在较深的部位时，则需借助于 X 光定位，手术取针。

为了防止断针，应注意在针刺前仔细检查针具，对于针柄松动、针根部有锈斑、针体曾有硬性弯曲的针，应及时剔弃不用。针刺时，切忌用力过猛。留针期间患者不应随意变动体位，当发生滞针、弯针时，应及时正确处理。

（5）血肿

出针后，在针刺部位引起皮下出血，皮肤隆起，称皮下血肿。出现皮下血肿时，应先持酒精棉球压按在针孔处的血肿上，轻揉片刻。如血肿不再增大，不需处理，局部皮肤青紫可逐渐消退。如经上述按揉血肿继续增大，可加大按压并冷敷，然后加压包扎，48 小时后局部改为热敷，消散瘀血。

为了防止血肿的发生，针刺前应仔细检查针具，针尖有钩的不能使用。针刺时一定要注意仔细察看皮下血管走行，避开血管再行针刺。

二、能量配合的种类与方法

1. 用频率 45 次／分钟左右的交流调制电进行周围电弧摩擦处理，有助于损伤组织较快愈合（处理后 3 小时就会基本痊愈）。

2. 用带浸蚯蚓溶液擦抹刺点前段皮肤，再施以磁铁、磁石摩擦下段皮肤，或加强循环质量，增加生理组织张力，有助于治疗时效。

3. 消散瘀血。加上 46 次／分钟的调制交流电介入治疗，能加速血肿消除。用生葱汁涂抹患处再施以电频治疗，会在 30 小时内恢复皮肤正常状态。

4. 服用王不留行茶（一次取用王不留行 15 克），加上手、脚肢端用 13 次／分钟电频刺激。5 日内往往会有硬结、扁平疣等在肢端生成。清除生成物，就把潜在病因从体内清理了。如果一次不能清除干净，就反复应用前述方法，直到清除干净为止。

5. 刺血跌倒者，宜立即服用大枣花生粥，用每分钟 50 次与每分钟 70 次的频率刺激血海与涌泉穴，调和气血、平衡肝脾。

6. 遇到过饥、过饱、酒醉针刺不适者，用莪术三棱山甲饼食用，然后进行每分钟 50 次频率调制交流电治疗过饥病人；用地龙山楂羹服食，进行每分钟 50 次频率调制交流电治疗过饱病人；饮用葛花陈皮汤，进行每分钟 13 次频率调制交流电治疗醉酒者。

三、临床特例处理预案

1. 救急处理
具体内容可参考"刺血疗法"的相关内容。
2. 建立救急储备用品与抢救治疗预案
具体内容可参考"点穴疗法"的相关内容。

第五节　按摩疗法

按摩是一种适应证十分广泛的疗法。有正骨按摩、伤科按摩、小儿按摩、经络按摩、脏腑按摩、急救按摩、保健按摩、点穴按摩等。

按摩疗法的机理为，一是使局部血管扩张，增加血液和淋巴液等循环，以改善局部组织的营养状态，促进新陈代谢及滞留体液或病理渗出物的吸收；二是诱导深部组织的血液流向体表，或使一部分血液郁滞于局部，或使深部组织充血，以减低体内或其他部位的充血现象，促进病理产生物的消散；三是调节肌肉机能，增强肌肉弹性，张力和耐久性，缓解病理紧张并促进排出有毒代谢产物；四是影响神经机能，使其兴奋或镇静，振奋精神，或解除疲劳，从而达到治疗的目的。

一、禁忌证与注意事项

1. 禁忌证
传染性疾病，脓毒血症，精神病，有高热，神志不清，血液病有出血倾向，结核，恶性肿瘤，局部有较严重的皮肤病、皮肤损伤或炎症（如蜂窝组织炎、丹毒、脓肿、骨髓炎等）的患者，均不适合按摩治疗。孕妇不能按摩肩井、合谷、三阴交、昆仑、小腹部、腰骶部和髋部；女性经期不应做腰骶部按摩。另外，骨折未愈合、韧带和肌肉断裂的患者，均不宜按摩治疗；年老体弱、血压过高，以及心、肺、肾等重要脏器功能严重损害者，应慎用或禁用按摩治疗。

2. 注意事项

按摩时，必须注意以下几点：

（1）明确诊断，选用穴位，确定手法，做到心中有数，考虑全面。

（2）根据不同疾病与按摩部位的不同，采用合适的按摩体位。这个体位要使病人舒适，治疗方便，有利于各种手法的操作。

（3）按摩的操作程序、强度、时间，需根据治疗中病人的全身与局部反应及治疗后的变化随时调整。并应掌握急则治"标"，缓则治"本"的原则。

（4）做好病人的解释工作，嘱病人不要紧张，肌肉要放松，呼吸自然，宽衣松带。做腰背和下腹部的按摩，应先排空大小便。病人在过饥、过饱以及醉酒后均不适宜按摩，一般在餐后2小时按摩较妥。

（5）按摩时操作者的双手要保持清洁、温暖，勤修指甲，不要损伤被按摩部位的皮肤。并要注意室温及被按摩部位的保暖。

（6）在单独检查异性病人和进行按摩时，态度要庄重、严肃。尤其给女病人按摩时，应避开乳房、阴部等。如治疗上需要，应先与病人讲明，取得病人同意后进行治疗，同时要有第三者在场（病人家属或其他女同志）。

（7）对于保健按摩，一定要持之以恒，方能达到防治疾病、强壮身体的目的。

（8）在按摩结束之后，被按摩者应感到全身轻松舒适，原有症状改变。有时会有不同程度的疲劳感，这是常见反应。按摩后要注意适当休息，避免寒凉刺激，更不要再度损伤。应配合治疗，保持治疗效果。

二、能量配合的种类与方法

1. 按摩之后，用适当的热能与磁能处理，会使得生理动力提高，循环质量提高，修复效果加强。

2. 用13次/分钟的交流电刺激皮肤，做较高电压情况下的肌肉收展处理，有助于生理功能稳定与提高。

3. 用摇篮或安乐椅作为势能与动能的转换器，让做过点穴法治疗的人卧躺在上面，进行"冰片芒硝水"（冰片与芒硝重量比为1:3，取混合药粉9克溶化在50毫升水中。溶解后的药液即可涂用）涂抹脚心与手心。涂抹完毕，就可以进行摇安乐椅或摇篮。这种机械能可以通过药品与势能、动能转换，达到神经系统录写即时信息。

三、临床特例处理预案

1. 对病人的救护与辅助治疗

具体内容可参考"拍打疗法"的相关内容。

2. 建立救急储备用品与抢救治疗预案

具体内容可参考"点穴疗法"的相关内容。

第六节　耳压疗法

在耳朵上按压治疗疾病的方法，称为耳压疗法。根据经络学说，十二经络都与耳部有直接联系。因此，当人体发生疾病时，耳壳的相应区域便出现一定的反应点。耳压疗法就是在这些反应点上进行按压，以达到治疗疾病的目的。本法具有适应证广，奏效迅速，副作用少等特点。

耳针手法被耳针界高度重视，视为"提高疗效"的"三要素"之一。耳压疗法也要讲究手法，也存在着"得气"和"气至病所"的问题。临证时，根据不同病人、不同病证，按虚、实、寒、热对各耳穴施术，都会达到"得气"和"气至病所"。

一般地说，虚证、老、弱、孕妇、儿童常用点压法或轻揉按摩法，实证、年轻力壮者常施以直压或对压法。需补的耳穴用点压法或轻揉按摩法，应泻的耳穴用直压或对压法。

一、禁忌证与注意事项

1. 防止胶布潮湿，按压不能过度用力，以不损伤皮肤为度，以免引起皮肤炎症。

2. 夏季汗多，宜勤换；冬季冻疮及耳廓炎症者不宜贴敷。对胶布过敏者忌用。

3. 定时按压比不定时按压效果好，耳压后有酸、麻、胀、痛、灼热感者效果好。

4. 对过度饥饿、疲劳、精神高度紧张、年老体弱者按压宜轻，急性疼痛宜用重手法，强刺激，一般患者宜中度刺激，孕妇可用轻刺激。习惯性流产者慎用。

5. 对扭伤和肢体活动障碍的患者，压耳时，嘱患者适当活动患部，以增强疗效。如肩周炎，耳压时可活动肩关节。

6. 根据不同病种采用相应的体位。如胆石症取有侧卧位，冠心病取正坐位，泌尿系结石取病侧在上方的侧卧位等。

7. 对有些疾病在治疗中急性发作问题，如胆石症、泌尿系结石产生的绞痛，心律失常的急性发作等要有应急措施。

8. 配合药物及其他疗法时应慎重，以免治疗重叠，产生拮抗作用。

9. 治疗期间不要服镇静药物。

10. 复诊治疗前取掉粘有压丸的胶布，清洗耳廓，局部肿胀或表皮溃烂者涂擦紫药水，已感染者及时对症处理。

二、能量配合的种类与方法

1. 采用与治疗主症一致的光，照射耳部 10~20 分钟（如治疗胆囊炎用绿色光照射耳部；治疗心脏疾病用红色光照射耳部等）。这样会使得生理光传导与反射系统得到良性刺激，有助于平衡机制启动，参与治疗，提高治疗时效。

2. 用一定频率的声音刺激耳部，使得神经系统良性反射，帮助组织修复与生理调节。听一下优美的音乐，也是运用声能助益治疗的方法。用音乐频率直接输出电流，也能提高组织修复与疼痛抑制的治疗作用。

3. 对于血小板过少者，按压与重刺激不宜进行。同时也不能采用耳部加热。这些措施容易造成病人头晕、头痛，甚至会诱发鼻出血症。

三、临床特例处理预案

1. 对禁忌病人的救护与辅助治疗

（1）（2）（3）可参考"拍打疗法"的相关内容。

（4）遇到损伤心脉者，服用黄芪丹参汤，进行每分钟 70 次频率调制交流电的治疗，使机能迅速复原。

（5）遇到损伤肝脉者，服用茵陈大枣竹叶汤，进行每分钟 13 次频率调制交流电的治疗，把偏失纠正过来。

（6）遇到点穴后疲劳、困乏的人，服用山药莲子羹，进行每分钟 50 次频率调制交流电的治疗，把脾经信息维修通顺。

2. 建立救急储备用品与抢救治疗预案

具体内容可参考"点穴疗法"相关预案的（1）（2）（3）。

第七节 刮痧疗法

刮痧，是一门古老而原理奥妙的生理纠正、修复性医疗手法医学技术。刮痧利用皮表微损伤的修复启动机制，把对应神经反射体系和经络体系进行调动，经过一定方式的手法刺激或药物刺激，使机体平衡恒储信息纠正下生理调节效应发挥作用，达到疾病治疗的目的。

武当医学认为：刮痧对于治疗疾病的辅助作用与作为保健辅助作用的意义都是比较大的。应用刮痧技术作为治疗手段实施时，应该注意不适应状况与异常情况的救急与备急操作。

一、禁忌证与注意事项

1. 禁忌证

（1）病人身体瘦弱，皮肤失去弹力，或背部脊骨凸起者，最好不要除痧，或不宜在背部除痧。

（2）患者有心脏病，如心肌梗死、心绞痛时，或水肿病者，或血友病，或有出血倾向者，均不宜用刮痧法。

（3）少儿患者，老年体弱多病者，不可用本法。

2. 注意事项

（1）冬天应用本法时室内一定要暖和，并注意保暖，防止脱衣着凉，加重病情。

（2）刮痧时手法要均匀一致，防止刮破皮肤，以引起感染。

（3）刮痧过程中，边行术边询问病人的感觉情况，以便随时调整病人体位和改进施术的手法。

（4）施刮痧术的用具必须清洗消毒，特别是给乙肝病人或乙型肝炎表面抗原阳性携带者刮痧时，由于皮下渗血，肝炎病毒可能污染用具。施术后，用具一定要经高压消毒。

二、能量配合的种类与方法

1. 用频率 45 次／分钟左右的交流调制电进行周围电弧摩擦处理，有助于损伤组织较快愈合（处理后 3 小时就会基本痊愈）。

2. 用带浸蚯蚓溶液擦抹刺点前段皮肤，再施以磁铁、磁石摩擦下段皮肤，或加强循环质量，增加生理组织张力，有助于治疗时效。

3. 用深海鱼油加维生素涂抹刮痧组织，会加快治疗时效。用音频节律改为抖动频率，进行机械按摩，可进一步提高时效。

4. 此法对血小板过低的人不要使用，避免发生出血现象。

三、临床特例处理预案

1. 对禁忌病人的救护与辅助治疗

（1）（2）（3）内容可参考"拍打疗法"的相关内容。

（4）遇到皮肤刮破的病人，涂抹庆大霉素针剂液体于破损皮肤处，然后用每分钟 13 次频率的调制交流电处理相近皮肤，使皮肤尽快复原。

（5）遇到感染发炎的病人，可以口服消炎药剂，在脚底涌泉穴做每分钟 11 次频率的调制交流电，使炎症迅速得到抑制，使机能复原同时，将体表积沙性瘀滞物清理出身体。

（6）遇到血小板凝固不好的人，口服花生七七芽汤，用混频调制交流电处理出血点周围的皮肤。

2. 建立救急储备用品与抢救治疗预案

（1）（2）（3）具体内容可参考"点穴疗法"的相关内容。

（4）准备加热装置（酒精灯、灯台、石棉网、加热锅，燃料酒精），备用树脂、活性炭、可粘贴性塑胶、绷带、止血钳、缝合针、缝合线、凡士林膏、可浇铸性石膏粉等。

第八节　艾灸疗法

艾灸疗法是使用艾绒制成的艾炷、艾卷，点燃后，在身体相应的穴位上施行熏灸，以温热性刺激，通过经络腧穴的作用，以达到治病防病目的的一种方法。

一、禁忌证与注意事项

1. 禁忌证

（1）凡属实热证或阴虚发热、邪热内炽等证，如高热、高血压危象、肺结核晚期、大量咯血、呕吐、严重贫血、急性传染性疾病、皮肤痈疽疔疖并有发热者，均不宜使用艾灸疗法。

（2）器质性心脏病伴心功能不全，精神分裂症，孕妇的腹部、腰骶部，均不宜施灸。

（3）颜面部、颈部及大血管走行的体表区域、黏膜附近，均不得施灸。

2. 注意事项

（1）施灸前要与患者讲清灸治的方法及疗程，尤其是瘢痕灸，一定要取得患者的同意与合作。瘢痕灸后，局部要保持清洁，必要时要贴敷料，每天换药1次，直至结痂为止。在施灸前，要将所选穴位用温水或酒精棉球擦洗干净，灸后注意保持局部皮肤适当温度，防止受凉，影响疗效。

（2）除瘢痕灸外，在灸治过程中，要注意防止艾火灼伤皮肤。尤其幼儿患者。如有起泡时，可用酒精消毒后，用毫针将水泡挑破，再涂上龙胆紫即可。

（3）偶有灸后身体不适者，如身热感、头昏、烦躁等，可令患者适当活动身体，饮少量温开水，或针刺合谷、后溪等穴位，可使症状迅速缓解。

（4）施灸时注意安全使用火种，防止烧坏衣服、被褥等物。

二、能量配合的种类与方法

1. 加适当磁性物质干预治疗部位，会有助于生理活性与组织修复速度。

2. 用适当调制交流电进行介入辅助治疗，会准确补充或修正生理能量。

3. 注意针灸古训"灸灸不上头，上头易伤气"。对有高血压的老年患者，更是要避免近头的高热、久热性灸灸，谨防造成热扩张性脑意外。

4. 做磁能、电能补充的治疗。

三、临床特例处理预案

1. 对禁忌病人的救护与辅助治疗

（1）（2）（3）可参考"拍打疗法"的相关内容。

（4）艾灸治疗完成，有条件者可以增加做磁能、电能补充的治疗。有调制交流电治疗条件时，按十二经络应频进行信息补给最为理想（只提议，不强调——因为相关生理学验证工作尚没有人去做）。

（5）头部有压痛、神经性抖动的老年患者，可以用艾叶粉末与凡士林调和，用调制交流电的电弧进行治疗。

（6）有脑栓塞的病人，不但要用药糊涂抹头部进行调制交流电的电弧治疗，还要配合服用蚓激酶或溶栓性药剂，保证外部电能量信息脱栓与体内溶栓同步作用，保证血栓分解代谢出体。

2. 建立救急储备用品与抢救治疗预案

（1）（2）（3）可参考"点穴疗法"的相关内容。

（4）补磁、补生理电，是热能治疗后的病人需要进行的重要步骤（热能过久作用而不进行补磁、补生理电，就会逐步由热能消磁、耗电作用而损失生理运行信息和自体更新遗传信息的转录，造成生命时限信息损失而致缩短寿命。因此较热环境下工作或生活而不能进行磁电补充者会生命期较短）。磁、电补充设施的建设，对艾灸之类热能治疗的病人意义较大。

第九节　拔罐疗法

拔罐疗法是一种以罐为工具，借助热力使罐吸附在腧穴或应拔部位的皮肤表面，造成局部充血或瘀血的一种治疗方法。

武当医学认为，拔罐疗法是利用微量热损伤修复机理与凝血修复机制进行的生理系统平衡调整与机体微量修复调整。在此疗法实施中一定要把握热量的控制与损伤皮深度、面积等与个体修复能力相吻配（不吻配时就容易造成免疫能力受损、平衡调节能力降低等机体系统信息损伤），注意实施中的异常情况处理，保证磁电生理信息与机体系统增益而无害。

一、禁忌证与注意事项

1. 禁忌证

（1）皮肤过敏，全身枯瘦或皮肤失去弹力者。

（2）全身剧烈抽搐或烦躁不安者。

（3）浮肿病，或水肿者。

（4）重度失血、出血性疾患及出血倾向者。

（5）妇女月经期。

（6）妊娠妇女的下腹及腰骶部不宜拔罐。

（7）癫痫病人不宜采用在神经反射灵敏与神经分布密集区进行拔罐。

（8）丹毒发作时不宜采用。

（9）有生理组织纤维化的病人不宜采用。

（10）有意识障碍的病人不宜采用。

（11）有自汗过敏症状者不宜采用。

（12）不可作为救急方法介入疾病重症时的介入治疗。

（13）不可用于神志不清的癌症病人。

（14）不可用于脑部胶质瘤昏迷期治疗。

（15）不可用于痔疮、肠癌的术前治疗。

（16）不可在癌症扩散期进行使用。

（17）不可用于再障性贫血病人的治疗。

（18）不可在重症失血后运用。

2. 注意事项

（1）拔罐部位的皮肤要平坦，肌肉应比较丰满，最好先洗净擦干。

（2）如用棉棒或棉球蘸酒精，所用酒精不要过多，燃烧时注意不要将罐口烧热，以免烫伤局部皮肤。

（3）骨性突出部位、血管丰富部位，以及心尖搏动处、乳房等部位，一般不宜拔罐。

（4）拔罐可机械地刺激皮肤，反射地影响大脑皮层，通经活络。拔罐的种类有充血性火罐（罐吸引后达到皮肤潮红）、瘀血性火罐（罐吸引后达到皮下出血，皮肤呈紫点或紫斑）、感冒、头痛宜在太阳穴拔充血性火罐；支气管炎、哮喘可在背部肺俞穴拔瘀血性火罐。

（5）根据病情拔罐，一般为轮流取穴，一次不宜过多。局部瘀血尚未消退时，不应再于原部位重复拔罐。

（6）拔罐过程中，体位切勿移动，以免火罐脱落。

（7）拔罐时注意保温，防止受风着凉。

（8）防止灼伤或烫伤。局部如有烫伤时，可涂龙胆紫等药物。局部起水泡时，小的不需处理，消毒包扎即可；大的则应在消毒后用无菌空针吸出积液，保留疱膜，然后涂用清凉油，也可覆盖凡士林纱布及敷料后包扎，或用大黄、地榆、寒水石各等份，共研细面，用麻油调膏外敷。

二、能量配合的种类与方法

1. 加适当磁性物质干预治疗部位，会有助于生理活性与组织修复速度。

2. 用适当调制交流电进行介入辅助治疗，会准确补充或修正生理能量。对失形、失色、失血的病人，有加大保险系数的作用。

3. 做磁能、电能补充的治疗。

三、临床特例处理预案

1. 对禁忌病人的救护与辅助治疗

（1）（2）（3）内容可参考"拍打疗法"的相关内容。

（4）艾灸治疗完成，有条件者可以增加做磁能、电能补充的治疗。有调制交流电治疗条件时，按十二经络应频进行信息补给最为理想（只提议，不强调——因为相关生理学验证工作尚没有人去做）。

（5）失血不止病人，可以饮服七七芽水，涂抹壁虎粉药膏，进行冲阳穴与至阴穴的对称、反复刺激治疗。调制交流电频率采用每分钟80次。

2. 建立救急储备用品与抢救治疗预案

（1）（2）（3）内容可参考"点穴疗法"的相关内容。

（4）补磁、补生理电，是热能治疗后的病人需要进行的重要步骤（热能过久作用而不进行补磁、补生理电，就会逐步由热能消磁、耗电作用而损失生理运行信息和自体更新遗传信息的转录，造成生命时限信息损失而致缩短寿命。因此较热环境下工作或生活而不能进行磁电补充者会生命期较短）。磁、电补充设施（暂不细讲）的建设，对艾灸之类热能治疗的病人意义较大。

（5）补充血小板素针剂注射，进行牛唾液灌服工作。然后进行血色素、血小板的药物治疗与催眠态能量信息纠正工作。

第十节　挑割疗法

在背部或穴位上挑破血眼，然后向内深入，用针挑出一些纤细的皮下纤维样物，称之为挑治疗法。在施治部位或穴位上，用刀切口的治疗方法，称为割治疗法。这种疗法应用得好，会对许多医学上认为难以治愈的后遗症产生非常有效的治疗效果。

武当医学认为，在某些腺体、激素生理敏感反射区进行挑割，造成轻度割裂性损伤，借此启动生理机体的损伤修复机制，是修复治疗激素、腺体失控性疾病的一种方法。但是用具洁净、操作无菌、置后护理科学卫生，是必须注意的首要条件。其次，有凝血障碍、造血机制缺陷、免疫功能较低、糖尿病患者、自体高免疫体质等方面疾病的病人，应避免此类操作。

对于易产生疤痕组织的病人，治疗前还应了解并征得病人同意遗留挑割部位疤痕（有结缔组织或增生结缔体的人禁止使用此法）。关注不适应情况，做好救急预案，是保证医疗保质量进行的关键。

一、临床特例处理预案

1. 救急处理
具体内容可参考"刺血疗法"的相关内容。

2. 建立救急储备用品与抢救治疗预案
具体内容可参考"点穴疗法"的相关内容。

第十一节　热熨疗法

热熨疗法是用一些中草药或其他传热的物体，加热后用布包好，放在人体一定的部位上，作来回往返或旋转的移动而进行治疗的一种方法。

一、禁忌证

1. 凡热性病、高热、神昏、谵语、神经分裂症患者，均不可用本法。

2. 有出血性疾病，如血小板减少性紫癜、过敏性血小板减少性紫癜、月经过多、崩漏等，不宜用本法。

二、注意事项

1. 热熨时，尤其要防止局部烫伤。开始时熨器热度过高，应采用起伏放置式熨烙，或者加厚垫布。

2. 热熨后，病人可在室内散步，但暂时不得外出，要注意避风，防止着凉。

3. 丹毒发作时不宜采用本法治疗。

4. 有生理组织纤维化的病人不宜采用本法治疗。

5. 有意识障碍的病人不宜采用本法治疗。

6. 不可用于神志不清的癌症病人。

7. 不可用于脑部胶质瘤昏迷期病人的治疗。

8. 不可用于痔疮、肠癌的术前治疗。

9. 不可在癌症扩散期进行使用。

三、能量配合的种类与方法

1. 加适当磁性物质干预治疗部位，会有助于生理活性与组织修复速度。

2. 用适当调制交流电进行介入辅助治疗，会准确补充或修正生理能量。对失形、失色、失血的病人，有加大保险系数的作用。

3. 热熨烧伤的病人，用烧伤、烫伤的药膏涂抹，进行 110 次／分钟频率调制交流电，90 伏电压，0.0065 毫安的电流，进行每日 5 次施治。

4. 热熨有视物不清、头晕脑胀状况时，要进行肝经、胆经、心经与目系经络交汇点的应频治疗。

5. 出现记忆不佳状况，应该迅速食用"紫菜银杏羹"（银杏 20 克，紫菜 3 克，煮成羹食用），并进行 93 次／分钟的调制交流电治疗。

四、临床特例处理预案

1. 对禁忌病人的救护与辅助治疗

（1）（2）（3）内容可参考"拍打疗法"的相关内容。

（4）热熨治疗完成，有条件者可以增加做磁能、电能补充的治疗。有调制交流电治疗条件时，按十二经络应频进行信息补给最为理想（只提议，不强调——因为相关生理学验证工作尚没有人去做）。

2. 建立救急储备用品与抢救治疗预案

（1）（2）（3）可参考"点穴疗法"的相关内容。

（4）补磁、补生理电，是热能治疗后的病人需要进行的重要步骤（热能过久作用而不进行补磁、补生理电，就会逐步由热能消磁、耗电作用而损失生理运行信息和自体更新遗传信息的转录，造成生命时限信息损失而致缩短寿命。因此较热环境下工作或生活而不能进行磁电补充者会生命期较短）。磁、电补充设施（暂不细讲）的建设，对艾灸之类热能治疗的病人意义较大。

第十二节　熏洗疗法

熏洗疗法，是利用药物煎汤趁热在皮肤或患处进行熏蒸、淋洗的治疗方法。此疗法是借助药力和热力，通过皮肤、黏膜作用于肌体，促使腠理疏通、脉络调和、气血流畅，从而达到预防和治疗疾病的目的。熏洗疗法可分为全身熏洗法、局部熏洗法两种。

一、禁忌证与注意事项

1. 禁忌证

（1）有大范围感染性病灶并已化脓破溃时禁止使用局部熏疗；有过敏性哮喘病的患者禁用香包熏法。

（2）熏洗后，病人可在室内散步，但暂时不得外出，要注意避风，防止着凉。

（3）丹毒发作时不宜采用熏洗。

（4）有生理组织纤维化的病人不宜采用熏洗。

（5）有意识障碍的病人不宜采用熏洗．

（6）熏洗不可用于神志不清的癌症病人。

（7）熏洗不可用于脑部胶质瘤昏迷期治疗。

（8）熏洗不可用于痔疮、肠癌的术前治疗。

（9）熏洗不可在癌症扩散期进行使用。

2. 注意事项

使用局部熏法时，药物置于熏管内时务必压紧压牢，防止点燃的药物炭火脱药灼伤皮肤，烧坏衣物。居室熏烟时，点燃的药物要远离易燃物，防止失火。

二、能量配合的种类与方法

1. 加适当磁性物质干预治疗部位，会有助于生理活性与组织修复速度。

2. 用适当调制交流电进行介入辅助治疗，会准确补充或修正生理能量。对失形、失色、失血的病人，有加大保险系数的作用。

3. 熏洗烫伤的病人，用烧伤、烫伤的药膏涂抹，进行 110 次／分钟频率调制交流电，90 伏电压，0.0065 毫安的电流，进行施治。

4. 熏洗后有视物不清、头晕脑胀状况时，要进行肝经、胆经、心经与目系经络交汇点的应频治疗。

5. 治疗后出现记忆不佳状况，应该迅速食用"紫菜银杏羹"（银杏 20克，紫菜 3 克，煮成羹食用），并进行 93 次／分钟的调制交流电治疗。

三、临床特例处理预案

1. 对禁忌病人的救护与辅助治疗

具体内容可参考"艾灸疗法"相应的（1）（2）（3）（4）预案。

2. 建立救急储备用品与抢救治疗预案

具体内容可参考"热熨疗法"的相关内容。

第十三节　烟熏疗法

　　烟熏疗法，是利用药物燃烧的烟气来治疗疾病的方法。烟熏疗法有开窍救急、止咳化痰、杀虫止痒、活络除痛、透疹拔毒、保健防疫、醒脑提神等多种作用。

　　武当医学认为，烟熏疗法治疗疾病的实质是烟雾中的成分，被鼻子吸收作用于呼吸系统和鼻涕融入痕量成分刺激鼻窦、蝶窦、额窦（实质是刺激松果体与目系光能应用系统），被眼泪融入痕量成分作用于眼底神经调节系统，被口腔融入刺激生理酶生成系统，综合作用，达到预期治疗效果（如早期道学、道医学研究者用麝香、犀牛角粉、松木粉、柏树胶制成燃香，进行熏嗅，帮助力量增长、功能启发、加快治疗损伤。后来又被用到练功上，让徒弟帮助燃香生烟。久而久之，被世人形成敬神的仪式）。作为医疗方法在世间流传，烟熏疗法最为久远（从古代神明与社稷祭奠都用燃香焚烟来看就能证明）。

一、禁忌证与注意事项

1. 禁忌证

（1）对药烟过敏者或热毒患者。

（2）严重高血压患者、孕妇和体质较弱者慎用或禁用。

（3）急性皮肤病一般禁用。

（4）热熨后，病人可在室内散步，但暂时不得外出，要注意避风，防止着凉。

（5）丹毒发作时不宜采用。

（6）有生理组织纤维化的病人不宜采用。

（7）有意识障碍的病人不宜采用.

（8）不可用于神志不清的癌症病人。

（9）不可用于脑部胶质瘤昏迷期治疗。

（10）不可用于痔疮、肠癌的术前治疗。

（11）不可在癌症扩散期进行使用。

2. 注意事项

（1）一切非吸入治疗的药烟要避免吸入，患者及操作者可戴上口罩。

（2）吸入药烟治疗咳嗽时，如果吸药烟后咳嗽加重，也不要中断治疗，而应适当休息，并忌食酸、辣等刺激的食物。

（3）掌握好烟源和皮肤的距离，不要灼伤皮肤，温度以患者能耐受为适宜。

（4）熏治皮肤病时，被熏处往往有一层烟油，不要擦去，保持时间越久，治疗作用越好。

（5）熏治皮肤病，往往一开始见效较快，但使用一段时间后见效又不明显，如中断治疗，常会前功尽弃，要坚持使用。

三、能量配合的种类与方法

1. 加适当磁性物质干预治疗部位，会有助于生理活性与组织修复速度。

2. 用适当调制交流电进行介入辅助治疗，会准确补充或修正生理能量。对失形、失色、失血的病人，有加大保险系数的作用。

3. 用蓖麻油涂抹治疗部位，再施以光滑硬物的摩擦（机械能），就可以提高皮肤与肌肉组织的韧度与弹性。

4. 烟熏后有视物不清、头晕脑胀状况时，要进行肝经、胆经、心经与目系经络交汇点的应频治疗。

5. 治疗后出现记忆不佳状况，应该迅速食用"紫菜银杏羹"（银杏 20 克，紫菜 3 克，煮成羹食用），并进行 93 次／分钟的调制交流电治疗。

四、临床特例处理预案

具体内容可参考"熏洗疗法"的相关内容。

第十四节　外敷疗法

外敷方法，又名敷贴，是将药物敷在体表特定部位来治疗疾病的一种疗法。其原理是皮肤对某些物质调节参与系统种类不同、量度不同、作用神经体系不同、作用时间不同、作用方式不同，进行调动生理系统，达到治疗目的。

一、禁忌证与注意事项

1. 禁忌证
皮肤过敏，易起血疹、水泡的患者，慎用外敷疗法。
2. 注意事项
（1）根据病情，确定用外敷疗法作主要治疗还是作为辅助治疗。

（2）注意调好药物的干湿程度，以既不易流脱，又可以粘着为度。若药物变干，则应随时更换，或加调和剂调匀后再敷上。

（3）敷药的温度要适当，一般治寒证宜热（注意不要烫伤皮肤），治热证宜凉。

（4）在穴位敷药时，要尽量找准穴位。

（5）如果敷药后出现血疹、水泡等，应洗去药物，暂停外敷，并注意保持皮肤清洁，以防感染。若水泡较大，可用注射器抽去积水，再涂上龙胆紫药水，盖上消毒敷料。

二、能量配合的种类与方法

1. 容易起湿疹与自汗过敏的体质，使用贴敷时间不要过长（控制在皮肤有不适感觉之前去掉药贴），局部与环境温度不宜过高（25℃～30℃较好）。这类病人在治疗时加上频率为 11 次／分钟的调制交流电配合治疗，会起到较好的治疗作用。

2. 贴药部位及周围皮肤用 1000 高斯至 2000 高斯的磁性材料进行推摩或擦摩会有助于治疗，提高机体循环能力，保持组织生理功能复原。

3. 出现药物性过敏的患者，用副肾上腺素注射或"白薇白蒺藜白芥子汤"灌服，然后做 13 次／分钟的调制交流模拟生理电进行治疗。治疗多喝水，适量做运动。

4. 有药物中毒迹象（呕吐、神经兴奋或抑制性嗜睡、指甲色变、面色变化、盗汗、意识不清、眼睑内面有异常突起等生理征象），可一面联系急救与检验，一面给以生理护频抢救治疗。直到救护车来临为止（辨别不清时，只联系急救事宜，不进行干预治疗，以免错误干预）。

三、备急预案

1. 备好洗灌用具（灌胃、灌肠等）、用品，进行可识别的救急处理。

2. 备好注射器和副肾上腺素，也准备好三白汤料（白薇、白蒺藜、白芥子）和熬制用具，以备救急使用。

3. 做好系列急救病的基本识别与救急预案，放在固定位置备用。

4. 有条件时可以备好心电监护仪、吸物器与呼吸机，供急救应用。

5. 备好救急能量干预人员，保证生理运行不出危险。

第十五节　敷脐疗法

敷脐疗法简称"脐疗"，是将药物放在脐中（神阙穴），上面用胶布或纱布等覆盖固定，以防治疾病的一种方法。

机理与外敷疗法相似；不同之处是神阙位于先天脐带之处，是神经、营养聚会之所。此处贴药有干预原始信息介入治疗的用意（即是中医所说的"调达元气之会"）。

1. 根据病情选定方药。

2. 将选定的药物研细末，或作散剂用，或用调和剂调匀作膏剂用。如为新鲜湿润药物，可直接捣如泥，作膏剂用。

3. 将患者脐部洗净擦干，然后将配制好的药粉或药膏置入脐中，然后用脐布或纱布垫敷盖固定。

4. 根据病情，或 1~2 天换药 2 次，或 3~5 天换药 1 次。

一、禁忌证与注意事项

1. 禁忌证

本法无绝对禁忌证，但敷脐的药物一定要与疾病相符合。

2. 注意事项

（1）明确疾病，辨证施治，正确选用和配制敷脐药物。

（2）敷脐后如局部有皮疹痒痛，应暂停 3~5 天；如出现局部溃疡，应停止敷脐，改用其他疗法。

（3）用此法 7~10 天后仍无效，改用其他疗法。

（4）此法对有些病收效较慢，可配合药物内服、针灸、推拿等疗法同时治疗，以提高疗效。

二、能量配合的种类与方法

1. 配合以 70 次／分钟的调制交流电做治疗，会提高治疗时效。

2. 做治疗后用 13 次／分钟调制交流电做旋转按摩，可以使皮肤增加弹性、变细皮纹、提高代谢物的外排质量。

3. 治疗某些疾病（如腹泻、中暑、肢体扭伤等）时，加上适当频率的调制交流电帮助药物渗透，可以加快作用，尽快消除病证。

4. 容易起湿疹与自汗过敏的体质，使用贴敷时间不要过长（控制在皮肤有不适感觉之前去掉药贴），局部与环境温度不宜过高（25℃～30℃较好）。这类病人在治疗时加上频率为 11 次／分钟的调制交流电配合治疗，会提高治疗时效。

5. 贴药部位及周围皮肤用 1000 高斯至 2000 高斯的磁性材料进行推摩或擦摩会有助于治疗，提高机体循环能力，保持组织生理功能复原的作用。

6. 出现药物性过敏的患者，用副肾上腺素注射或"白薇白蔹藜白芥子汤"灌服，然后做 13 次／分钟的调制交流模拟生理电进行治疗。治疗时多喝水，适量做运动。

7. 有药物中毒迹象，可一面联系急救与检验，一面给以生理护频抢救治疗，直到救护车来临为止（辨别不清时，只联系急救事宜，不进行干预治疗。以免错误干预）。

三、备急预案

具体内容可参考"外敷疗法"的相关内容。

第十六节　咽部涂布疗法

咽部涂布疗法，是指将药粉或药水涂抹或吹布于咽喉部，以达到治疗疾病目的的方法。

应用原理与外敷疗法相似。

咽部涂布疗法，可分为涂抹法和吹布法两种。

一、禁忌证与注意事项

1. 禁忌证

（1）老人及 4 岁以下的儿童，不宜使用此疗法。

（2）有反复发作恶心、呕吐史的病人，不宜使用此疗法。

（3）有上呼吸道感染的咳嗽病人，亦不宜用此疗法。

2. 注意事项

（1）医者操作时，动作要轻柔、迅速、准确。

（2）涂抹或吹布药物前，最好清洁口腔，用淡盐水或凉开水漱口。

（3）在涂抹或吹布药物前 15 分钟和治疗后 30 分钟至 2 小时内，最好不要饮水或进食，以免影响疗效。

（4）在疾病的急性期，在涂布用药的同时，最好配合服一些内服药，以尽快控制疾病的发展。

（5）白喉、溃疡膜性咽炎等病具有传染性，对这些病人应注意隔离，使用过的用具应严格消毒。

二、能量配合的种类与方法

1. 配合以 13 次／分钟的调制交流电做周围点刺激治疗，会加强药物吸收效果与病理组织的清除代谢。

2. 做 60 次 / 分钟调制交流电的后处理，可以增加后部组织的生理弹性，保证声带发音质量。

3. 对有轻度过敏的患者加以 110 次 / 分钟调制交流电的后处理，有助于加快代谢速度，提高组织抗过敏的能力。

4、5、6、7 的具体内容可参考"敷脐疗法"中的相关内容。

三、备急预案

具体内容可参考"外敷疗法"中的相关内容。

第十七节　耳内吹粉疗法

耳内吹粉疗法，是指将药物研成极细粉末，吹布于外耳道内或鼓膜上，以达到治疗疾病目的的方法。

治疗原理外敷疗法相似；不同的是耳是神经比较丰富之所，有"百脉之尾"之称，是联通脑内与协作五官之处。古人认为，"肾开窍于耳"，其用可"强骨健髓，活肾利腰，养益寿年"，是用药量最小而能发挥作用最强之寓。

一、禁忌证与注意事项

1. 禁忌证

（1）化脓性中耳炎耳内脓液较多者，暂不宜使用此疗法。

（2）鼓膜穿孔小者也不宜用。

2. 注意事项

（1）吹药前，最好先将外耳道清洗干净（可选用淡盐水、3% 双氧水、50% 的白醋等洗涤），拭干后再吹药，防止药物堆积，阻碍脓液及分泌物排出。

（2）每次吹药时，吹入量不要过多，以免堵塞耳道，妨碍引流。

二、能量配合的种类与方法

1. 配合以 53 次 / 分钟的调制交流电进行颈部刺激，有助于提高治疗效果。

2. 做 13 次 / 分钟调制交流电的后处理，可保证组织生理功能。

3、4、5、6、7 的具体内容可参考"咽部涂布疗法"的相关内容。

三、备急预案

具体内容可参考"咽部涂布疗法"的相关内容。

第十八节　取嚏疗法

取嚏疗法，是通过给病人鼻腔以刺激，使之连续不断地打喷嚏，从而达到祛除病邪治疗疾病的一种治疗方法。临床上有抹入取嚏法、吹鼻取嚏法、滴鼻取喷法、塞鼻取嚏法和探鼻取嚏法5种。

一、禁忌证与注意事项

1. 禁忌证

卒中、痰厥等急证属脱证者禁用，高血压、脑出血、脑外伤等所致昏厥者不宜用，体虚及孕妇者慎用。

2. 注意事项

（1）取嚏疗法为祛邪之法，中病即止，不可久用，以免耗伤正气。

（2）用此法后如有不良反应，要改用其他疗法。

（3）运用本法，要根据病情，及时配合其他疗法，特别是急性疾患尤应注意。

二、能量配合的种类与方法

具体内容可参考"耳内吹粉疗法"的相关内容。

三、备急预案

具体内容可参考"咽部涂布疗法"的相关内容。

第十九节　含漱疗法

含漱疗法，是将药物含在口中，漱口吐出，并不下咽，以此治疗疾病的一种方法。尤其是在治疗基因歧化性病变的癌症、红斑狼疮方面，有着不可替代的作用。配合结绳扎带与能量疗法，是武当医学一道亮丽的风景线。

用药原理与服用药物相似；另外还有唾液生成的生化作用（生理酶刺激生成机制）、舌与口腔神经、牙系列神经的生理反射，在治疗中都起到独有的作用。

一、禁忌证与注意事项

1. 禁忌证

此法只可作为口腔及咽喉部分疾病的辅助治疗，其他疾病则非此法所宜。

2. 注意事项

（1）含漱药物一般不可内服，故含漱后应吐出，不可下咽。

（2）此法作用较慢，可作其他疗法辅助治疗，不单独使用。

二、能量配合的种类与方法

具体内容可参考"耳内吹粉疗法"的相关内容。

三、备急预案

具体内容可参考"外敷疗法"的相关内容。

第二十节 气雾吸入疗法

气雾吸入疗法，是通过口和鼻吸入气雾以治疗疾病的一种方法。吸入剂及气雾剂有助于呼吸道的黏膜排出分泌物、脓液和病原菌，并有刺激呼吸道自身清洁的作用。在哮喘、支气管炎、肺气肿、囊性纤维化，肺泡蛋白质沉积和支气管肺炎等疾病中，吸入一定的喷雾剂（气溶胶），可解除支气管痉挛、减少黏膜水肿和液化支气管分泌物，促进支气管炎症过程的控制和通气功能的改善。

根据病情，选取适当的药物。也就是说，选取的药物要对症，并将药物制成气雾。

一、禁忌证与注意事项

1. 禁忌证

呼吸系统之外的疾病忌用。

2. 注意事项

（1）用壶式、杯式和瓶式雾化吸入时，应注意防止烫伤。

（2）选用的药物，一定要符合疾病的需要，否则无效。

（3）治疗前应询问患者药物过敏史。凡能引起患者过敏反应的药物，禁止使用。

（4）在使用本法治疗的同时，可配合其他疗法，以提高疗效。

二、能量配合的种类与方法

具体内容可参考"耳内吹粉疗法"的相关内容。

三、备急预案

具体内容可参考"外敷疗法"的相关内容。

第二十一节　药捻疗法

药捻疗法，是用药物做成的药捻，放入病变部位，以治疗疾病的一种方法。

根据疾病性质和部位，选择和配制药物，制成药液、药粉或药膏。再将药物做成药捻。药捻的做法是用消毒纱布 1 条，蘸预先配制好的药液、药粉或药膏即成。也可将药粉或药膏直接搓成条状。将药捻放在病变部位，1~2 天换 1 次，或 2~4 天换 1 次，但要根据具体情况而定。

一、禁忌证与注意事项

1. 作药捻的药物一定要与疾病相适应，也就是说，药物要对症，否则效果不佳。
2. 置放在病变部位的药捻，深浅度要适中。
3. 施术时要注意严格消毒，药捻要做到无菌，以防继发感染。
4. 此法可与其他疗法同时应用，以提高疗效。

二、能量配合的种类与方法

具体内容可参考"耳内吹粉疗法"的相关内容。

三、备急预案

具体内容可参考"外敷疗法"的相关内容。

第二十二节　滴点疗法

滴点疗法，是指用药液（或药粉）滴或点耳、鼻、眼或其他部位以治疗疾病的疗法。用药原理与含漱疗法相似。

一、禁忌证与注意事项

1. 禁忌证

本法无绝对禁忌证，但应用时需根据具体病证，使用适当的药液或药粉，否则无效。耳膜穿孔者及前庭功能障碍者，禁用或慎用药液滴耳。

2. 注意事项

（1）用于滴点疗法的药物，应经消毒，方可应用。

（2）药物如需用水溶解或稀释，最好使用蒸馏水。

（3）点眼部位只能将药点入目内眦。点眼药若是药末，只能点如芝麻大1～2粒；药液只能点1～2滴。点后让病人闭目1～3分钟。

（4）滴耳的药液温度须与体温接近。

（5）有前庭功能障碍者，应慎用滴耳疗法。

（6）此法可与其他疗法配合使用。

二、能量配合的种类与方法

具体内容可参考"耳内吹粉疗法"的相关内容。

三、备急预案

具体内容可参考"外敷疗法"的相关内容。

第二十三节　食盐疗法

食盐疗法，是指用食盐治疗疾病的一种方法。食盐含有复杂的化学成分，如氟、钠、碘、硼、氯、硫酸钠、磷酸盐等30余种，具有医疗作用。

一、禁忌证与注意事项

1. 部分病人在治疗开始的2～7天，有的疼痛加重，出现反跳。但于7～12天后，疼痛可逐渐减轻或者消失。

2. 由于盐对胃肠黏膜刺激，有人服后可有食欲亢进、食量增加的表现。

3. 少数病人在盐疗法施治过程中，可出现肢体异常感，如蚁走感、沉重感、患处奇痒感等。

4. 个别病人可有皮疹，但不久即可退去。

5. 少数人服用盐后，手掌及足趾有脱皮现象，个别人还可有脱发，但不严重。

6. 有的人经盐治疗后，发生腹泻、软便，但坚持服下去，大便就会转为正常。

7. 慢性肾炎慎用盐治疗。

8. 低钾症病人不宜采用盐治疗。

9. 糖尿病人在皮肤溃烂、血色素低下时不宜采用盐治疗。

10. 重症昏迷病人不宜采用盐治疗。

二、能量配合的种类与方法

1. 做 13 次／分钟调制交流电的后处理，保证组织生理功能。

2. 用 1000～2000 高斯磁性材料做按摩，加强生理电能运转，加快生理修复动力，提高治疗时效。

3. 对食盐有禁用的慢性肾炎、低钾症等疾病，可以在治疗后用 13 次／分钟和 46 次／分钟的调制交流电刺激肾经腧穴和膀胱经腧穴。

4. 对糖尿病人用盐治疗，防止皮肤渗透或损伤处渗入。应用小茴香兰花液体涂抹盐覆盖的皮肤，具有辅助治疗作用。

三、备急预案和储备物品

1. 用芒硝冰片水浸泡带子，遇不适病人进行缠脚过夜。

2. 备好庆大霉素针剂，遇到食盐疗法脱皮严重者，用庆大霉素针液涂抹患处皮肤。长出新皮时用芝麻油涂抹患处。1～3 天就可痊愈。

3. 备好虎杖丁和滑石粉，遇到烫伤情况，用芝麻油调成膏状，敷于伤处，用净白布包上即可，每 2 小时做 1 次 13 次／分钟的调制交流电，3～5 天即可愈合。

4. 隐性糖尿病患者在治疗时出现溃疡，就用泡黄豆与小茴香炭调制成膏，外敷于溃疡之处。内服抗生素消炎。一天换药 2 次。换药时用电弧变频 10 次／分钟至 70 次／分钟反复 2 遍。一般 3 天内溃疡即可愈合。

第二十四节　食醋疗法

食醋疗法，是指用醋治疗疾病的一种方法。醋，不仅是调味品，而且还可以治疗和预防多种疾病。民间广泛应用，疗效较好。

把醋倒入铁盘或饭盒盖中，放于炉火上，通过加热蒸发，称加热蒸发法。亦可将其口服、含漱，或外涂，或外敷。

一、禁忌证与注意事项

1. 若用醋口服治疗时，有严重胃、十二指肠溃疡者不宜使用。

2. 小儿皮肤细嫩，如用醋外涂驱蛲虫时，一定要加水稀释，防止醋的浓度太高，损伤皮肤。

二、能量配合的种类与方法

1. 配合以 53 次 / 分钟的调制交流电进行颈部刺激，有助于提高疗效。

2. 做 13 次 / 分钟调制交流电的后处理，保证组织生理功能。

3. 有过敏现象产生时，可以用百分之一的苏打水冲洗过敏处皮肤。然后用三白汤（白薇、白蒺藜、白芥子）内服或外洗（或浸泡带子裹覆过敏处），加上电疗效果更快。

4. 有人遇醋后会使一些部位的皮肤变白，是过敏性汗斑所致。用三白汤一洗就可以缓解。配合电疗就可痊愈。

第二十五节　沐浴疗法

沐浴疗法，是在水中或药液中浴身来治疗疾病的一种方法。本法有冷水浴、热水浴、温水浴、药水浴、海水浴、蒸汽浴等多种方式。

一、禁忌证与注意事项

1. 禁忌证

（1）恐水症、刀斧所伤、皮肤破损出血及内脏出血者，禁用此法。

（2）心力衰竭、呼吸衰竭、肾衰竭及一切需要绝对卧床休息的疾病，均不宜用沐浴疗法。

（3）皮肤硬化症的病人不宜采用此法治疗。

（4）糖尿病皮肤溃烂不收口时不宜采用此法治疗。

（5）腰部扭伤、踝部扭伤、韧带撕裂、重物砸肿的病人不能采用此法治疗。

（6）能量疗法治疗的病人不宜采用此法治疗。

2. 注意事项

（1）根据病情，选择沐浴方法。该用冷水浴的，反用热水浴，不仅不会使病情好转，反而会加重病情。

（2）用药水浴时，要针对病情用药。对皮肤有刺激性和腐蚀性的药物，避免使用。同时测试水温，过热过冷均不适宜。

（3）儿童、老人和病情较重的患者，沐浴时要有人护理，避免烫伤、受冷或溺水。

二、能量配合的种类与方法

1. 加适当磁性物质干预治疗部位，可提高疗效。

2. 用适当调制交流电进行介入辅助治疗，会准确补充或修正生理能量。对失形、失色、失血的病人，有加大保险系数的作用。

3. 全身分别依次补充 11 次／分钟、13 次／分钟、70 次／分钟的调制交流电，有助于机体气血充沛、快速复原。

4. 对食盐有禁用的慢性肾炎、低钾症等疾病，可以用 13 次／分钟和 46 次／分钟的调制交流电刺激肾经腧穴和膀胱经腧穴。

三、备急预案和储备物品

具体内容可参考"食盐疗法"的相关内容。

第二十六节　洗疗法

洗疗法，是指用药汤反复洗患病部位的治病方法。

一、洗疗法操作

1. 局部冲洗。患者取舒适体位，用配好的药汤对患处反复冲洗，每天冲洗的次数视病情而定。

2. 全身冲洗。选用温热药汤，在浴池或浴盆内冲洗。

二、禁忌证与注意事项

1. 注意掌握洗液的温度，一般洗液以接近体温为好。需热洗的洗液，以能耐受为好。

2. 做鼻腔冲洗时，注意勿使患者咳嗽、喷嚏和吞咽，以防药液进入鼻窦和鼓室内。上呼吸道感染者，禁用鼻部冲洗。鼓膜穿孔，美尼尔综合征、前庭功能性疾病，禁用耳部冲洗。有眼外伤或异物伤者，禁用眼部冲洗。

3. 用本法的同时，可根据病情需要，配合应用其他疗法。

三、能量配合的种类与方法

1. 加适当磁性物质干预治疗部位，可提高疗效。

2. 用适当调制交流电进行介入辅助治疗，会准确补充或修正生理能量。对失形、失色、失血的病人，有加大保险系数的作用。

3. 全身分别依次补充 11 次 / 分钟、13 次 / 分钟、70 次 / 分钟的调制交流电，有助于机体气血充沛、快速复原。

第二十七节　冲洗疗法

冲洗疗法，是用选定的方药水煎制成药液，反复冲洗病变部位，来治疗疾病的方法。

一、禁忌证与注意事项

1. 禁忌证

鼓膜穿孔，美尼尔综合征，前庭功能性疾病禁用耳部冲洗，上呼吸道急性感染禁用鼻部冲洗。眼外伤或异物伤及眼球者禁用眼部冲洗。

2. 注意事项

（1）冲洗所用的药液温度应与体温接近，以免发生反应。

（2）作鼻腔冲洗时，注意不要咳嗽、喷嚏和吞咽，以免药液进入鼻窦和鼓室内。

（3）采用适当措施，不要让药液泛流。

（4）在使用冲洗疗法的同时，可配合应用其他疗法。

二、能量配合的种类与方法

具体内容可参考"洗疗法"的相关内容。

第二十八节　洗足疗法

洗足疗法，是用热水或药汤洗脚，以治疗疾病的一种方法。它能够促进血液循环，解除疲劳，促使入睡。足全息对于排除毒素与代谢循环有着不可替代的作用。足部对人的健康有着至关重要的作用，固有"先从腰老，先从腿衰"、"男怕穿靴"的健康与生命的名言。

一、禁忌证与注意事项

1. 禁忌证

恐水症及狂犬病患者禁用此法。

2. 注意事项

（1）洗脚时要掌握好水温，不要太热，也不要太冷，避免烫伤。

（2）老人、儿童和生活不能自理的病人，洗脚时要有人帮助，以免发生意外。

（3）用药液洗脚时，药物的选择要适当，药物的性能要与疾病相适应。有强烈刺激性和腐蚀性的药物不应用作外洗药液。

（4）在用此法治疗时，还可配合其他疗法同时进行。

二、能量配合的种类与方法

具体内容可参考"洗疗法"的相关内容。

第二十九节　湿敷疗法

湿敷疗法，是指用纱布蘸药液敷患处来治疗疾病的一种方法。此法有抑制渗出、收敛止痒、消肿止痛、控制感染、促进皮肤愈合等作用。

一、禁忌证与注意事项

1. 禁忌证

一般内科疾病不宜使用。

2. 注意事项

（1）纱布从药液中捞出时，要拧挤得不干不湿，恰到好处。过干了效果不好，过湿了药液溢出。

（2）药液不要太烫，防止烫伤皮肤。

（3）药物组成可根据不同的疾病，作适当的调整和化裁。

（4）在应用湿敷疗法的同时，还可根据病情适当配合熏洗、药物内服和针灸等疗法，以增强疗效。

二、能量配合的种类与方法

具体内容可参考"洗疗法"的相关内容。

第三十节　冷敷疗法

冷敷疗法是用冷的物体放置在人身体的某个部位上，使局部的毛细血管收缩，起到散热、降温、止血、止痛及防止肿胀等作用的一种方法。

治疗时，病人取合适的体位（既能暴露需要冷敷的部位，又能舒适地保持一段时间），将预先准备好的冷敷用具放置在患处。冷敷完毕后，用干毛巾将冷敷部位的皮肤擦干。

一、禁忌证与注意事项

1. 禁忌证

（1）外伤处已出现红肿热痛时，不能再冷敷。

（2）炎症的后期，不宜冷敷。

（3）患者在劳累后，感到疲乏时，不宜冷敷。

（4）已有水肿者，不能冷敷。

（5）禁止在心前区（即左锁骨中线，第五肋间隙处）附近作冷敷，以避免引起冠状动脉痉挛而发生危险。

（6）眼病患者，角膜发炎时，冷敷会加重病情，故不宜用冷敷疗法。

（7）身体阴虚畏冷者不宜使用冷敷疗法。

（8）丹毒发作期不宜冷敷。

（9）对湿冷过敏体质者不宜冷敷。

2. 注意事项

（1）作冷敷时，要了解病人的感觉，观察患处皮肤的反应，如果有感到不适或疼痛，皮肤发灰，出现紫斑或水泡时，应立即停止冷敷。

（2）每次冷敷时间不宜过长，一般以 20 分钟为好。如果需要长时间冷敷时，应在每冷敷 20 分钟后，停敷 1 小时左右再冷敷，使局部有恢复的时间。

（3）对老人、幼儿、身体极虚弱者，或失去知觉，或瘫痪病人要特别小心。

（4）一般冷敷不在肢体的末端进行，以免引起循环障碍，而发生组织缺血缺氧。

（5）对有伤口或手术后以及眼部冷敷，冷敷用具一定要严格消毒使用，以防止污染，引起交叉感染。

二、能量配合的种类与方法

1. 加适当磁性物质干预治疗部位，会有助于生理活性与组织修复速度。

2. 用适当调制交流电进行介入辅助治疗，会准确补充或修正生理能量。对失形、失色、失血的病人，有加大保险系数的作用。

3. 全身分别依次补充 11 次 / 分钟、13 次 / 分钟、70 次 / 分钟的调制交流电，有助于机体气血充沛、快速复原。

三、应急处理

1. 用芒硝冰片水浸泡带子，遇不适病人进行缠脚过夜。

2. 备好庆大霉素针剂，遇到海水浴疗法脱皮严重者，用庆大霉素针液涂抹患处皮肤。长出新皮时用芝麻油涂抹患处。1~3 天就可痊愈。

3. 遇着隐性糖尿病患者治疗时出现溃疡，就用泡黄豆与小茴香炭调制成膏，外敷于溃疡之处。内服抗生素消炎。每天换药 1 次。换药时用电弧变频 10 次/分钟至 70 次/分钟反复 2 遍。一般 3 天内溃疡即可愈合。

4. 发现有静脉栓塞、动脉栓塞的病人做了冷敷疗法，就要迅速口服黄芪丹参地龙汤，然后每 6 小时服用一次。第一次黄芪丹参地龙汤服用后 2 小时，开始用调制交流电手法溶栓。电手法每 4 小时做一次。这样处理 3 昼夜，然后转入代谢促进程序。白蒺藜地龙汤服用，配合溶栓手法，一连做 5 昼夜。之后就可以进入常规治疗程序。

5. 遇到冷敷休克的病人，要查清属于冷过敏、心脏病、脑部病，进行对应处理救急治疗。等到病情控制稳定后，再转入常规治疗。

第三十一节　冷水疗法

冷水疗法是用冷水冲洗、浸浴、饮用、摩擦、包敷或拍打来治疗疾病的一种疗法。

本法是根据疾病性质和需要，以确定冷水的种类和治疗方法。

冷水的种类有自来水、井水、河水、湖水、海水、泉水、冰水、雪水等，治疗时可根据疾病需要及当地条件选用。

一、禁忌证与注意事项

1. 禁忌证

（1）一切虚寒证禁用此法。

（2）年老体弱不宜用全身冷水冲洗，但患有遗精、早泄等病证时，可作局部冷水冲洗。

（3）妇女月经期、妊娠期，不宜作全身冷水冲洗和冷水浴、冷水浇灌、冷湿巾包裹等。

（4）冠心病患者，不宜作全身冷水冲洗、冷水浇灌等。肺结核，伤寒等疾病禁用冷水疗法。

2. 注意事项

（1）用此法治疗后，要用干毛巾擦干身体，并注意保暖，以免感冒。

（2）冷水疗法很多，具体用哪一种方法，要视疾病的性质和病情而定。

（3）冷水疗法宜在夏季进行，冬天可用温水。

二、能量配合的种类与方法

具体内容参考"冷敷疗法"的相关内容。

三、应急处理

1、2、3、4、5 内容可参考"冷敷疗法"的相关内容。

6. 因冷水治疗而形成关节疼痛时：女人可以用红花、三七、藕节、益母草各 30 克，用水 1500 毫升，蜂胶 50 克，熬制成浆液状。用熬制的浆液涂抹脚心、手心，包上布带睡觉，一周为一个疗程；男人用鲜姜、羌活、透骨草、丁香各 30 克，水 1500 毫升，鱼石脂 50 克，熬制浆液。用浆液涂抹尾椎三寸长，贴上牛皮纸、缠上布带睡眠，五天一疗程。加做 13 次／分钟的调制交流电效果更好。

第三十二节　蒸汽疗法

蒸汽疗法又叫熏蒸疗法、汽浴疗法。是利用药物煮沸后产生的蒸汽来熏蒸肌体，以达到治疗疾病目的的一种方法。

由于蒸汽对身体的蒸腾作用，可使全身经络涌动，药力经皮肤腠理达脏腑，无处不至，振奋气机，推血运行，故可起到调和营卫、滋养津液、濡润肌肤、健脾和胃、壮肾利水的作用。由于蒸熏时使用适当的中草药，又有解表和中、消肿祛湿、散寒等功效。因此，蒸汽法可用来治疗风寒湿三邪所致病证，以及气虚下陷、气血瘀滞、湿阻脉络等病证，并可用于养生保健，治疗肥胖症。

一、禁忌证与注意事项

1. 禁忌证

（1）重症高血压、结核病、重症贫血、大失血、急腹症、孕妇、心脏病、重症精神病患者，禁用本法。

（2）要防止局部烫伤。开始时蒸汽热度稍高，应采用不断摩擦皮肤使热量尽快散出，或者用浴巾遮挡。

（3）蒸汽疗法治疗后，病人可在室内散步，但暂时不得外出，要注意避风，防止着凉。

（4）丹毒发作时不宜采用。

（5）有生理组织纤维化的病人不宜采用。

（6）有意识障碍的病人不宜采用．

（7）不可用于神志不清的癌症病人。

（8）不可用于脑部胶质瘤昏迷期治疗。

（9）不可用于静脉栓塞与动脉栓塞的患者。

（10）不可在癌症扩散期进行使用。

2. 注意事项

（1）使用全身蒸疗时，要注意蒸汽温度应由低向高逐渐加热，使患者得以适应。蒸疗时可根据个人的耐受程度调节温度。集体蒸疗时，温度一般应调节到37℃~40℃。对老年人及体质虚弱者，应密切加强监护，以免发生虚脱、晕厥。

（2）局部蒸疗或使用蒸汽发生器进行穴位喷蒸时，注意调好蒸汽与患处的距离，防止烫伤皮肤。对于急性眼炎、痔、直肠及子宫脱垂等黏膜外露病变的蒸疗，其蒸汽温度不宜过热，蒸疗时间不宜过长，注意防止黏膜水肿、出血。

二、能量配合的种类与方法

1. 加适当磁性物质干预治疗部位，会有助于生理活性与组织修复速度。

2. 用适当调制交流电进行介入辅助治疗，会准确补充或修正生理能量。对失形、失色、失血的病人，有加大保险系数的作用。

3. 全身分别依次补充11次/分钟、13次/分钟、70次/分钟的调制交流电，有助于机体气血充沛、快速复原。

三、救急与预案

1. 对病人的救护与辅助治疗

（1）（2）（3）可参考"按摩疗法"的相关内容。

（4）蒸汽法治疗完成，有条件者可以增加做磁能、电能补充的治疗。有调制交流电治疗条件时，按十二经络应频进行信息补给最为理想。

（5）有静脉栓塞、动脉栓塞的病人做了蒸汽疗法，要迅速口服黄芪丹参地龙汤，然后每6小时服用一次。第一次黄芪丹参地龙汤服用后2小时，开始用调制交流电手法溶栓。电手法每4小时做一次。这样处理3昼夜，然后转入代谢促进程序。白蒺藜地龙汤服用，配合溶栓手法，一连做5昼夜。之后就可以进入常规治疗程序。

2. 建立救急储备用品与抢救治疗预案

具体内容可参考"艾灸疗法"的相关内容。

第三十三节 矿泉疗法

矿泉疗法，是利用矿泉水的化学和物理综合作用，达到治疗疾病和防治疾病的一种疗法。

化学作用主要表现在矿泉水中的阴阳离子、游离气体、微量元素及放射性物质，不断地刺激体表及体内的感受器官，改善中枢神经的调节功能。物理作用可分为温度和机械作用。温度作用即温度对皮肤、心血管系统、呼吸、胃肠功能、免疫机制等有益刺激。机械作用即静水压、浮力及矿泉水中液体微粒运动对皮肤的按摩作用。这些综合作用促使大脑皮层逐渐形成正常的协调活动，抑制并逐渐代替紊乱机体的病理过程，从而使慢性疾病得到缓解或痊愈。

一、禁忌证与注意事项

1. 禁忌证

（1）严重心脏病，心动过速，极度虚弱，急性炎症期，恶性肿瘤，结核活动期，妇人妊娠、月经期、子宫出血等。

（2）严重急性消化道出血，重症高血压，严重水肿等。

（3）慢性肾炎，各种原因引起的明显水肿，肝硬化合并腹水，各种热性病，严重呕吐者等。

2. 注意事项

（1）矿泉疗法是一项复杂的治疗。如选择矿泉、浴疗时间和温度、饮水量等，都要因人因病而异，切不可把矿泉疗法看成一般的洗澡和饮水而草率行事，应事前经医生作全面检查，然后针对不同的情况选择矿泉和具体疗法。

（2）使用矿泉浴疗和饮疗初期（3~5天），往往会在全身或局部出现一过性（一般数天）健康状态低下或疾病加重的现象，称为矿泉反应。如全身症状主要有疲劳、不快感、睡眠不良、精神不安、心悸、眩晕、沉默少言、头昏、头痛以及偶尔发热、吐泻、皮疹、上呼吸道感染、哮喘发作等，局部症状主要有局部病灶疼痛加剧、活动受限、局部肿胀、局部发热等。矿泉反应强度和具体症状因泉质、泉温、体质不同而异。如选用硫化氢泉、硫酸盐泉和进行温热浴时易出现矿泉反应；风湿性疾病、慢性湿疹等体质过敏者也易出现矿泉反应。反应症状轻微时，可服用或注射肾上腺皮质激素和维生素C；反应稍重可暂停几天矿泉治疗，如反应重或持续时间较长，则不属矿泉反应，而是不适宜此法而使病情恶化的指征，须及时停止施用矿泉疗法。

（3）到矿泉疗养地后，先适当休息几天，再开始浴疗。

（4）空腹入浴易引起虚脱、眩晕及恶心，故浴疗前要进食，但不宜过饱。

（5）入浴前要消除恐惧心理，并排解大小便。

（6）用棉球塞住外耳道，以防浴水进入耳道引起中耳炎。

（7）遇下列情况应暂停治疗：①暴怒后及彻夜失眠后；②体温超过37℃；③月经前 1~2 天及月经后 3 天内；④恶心、过劳、心悸。

（8）年老或心血管疾病患者，应进行部分浴（1/2 浴、3/4 浴），再作全身浴。因为一下子将全身浸入浴池，会使心脏负担突然加重或血压急剧升高，容易发生意外。

（9）应注意控制浴温及治疗时间，宜从较低温到较高温，从较短时到较长时。

（10）治疗中如出现恶心、心慌、头晕等现象，应缓慢出浴，静卧休息片刻。入浴时，心前区应露出水面，以免出现心慌、胸闷等不适感。体弱者不宜进行冷水淋浴。

二、能量配合的种类与方法

1. 加适当磁性物质干预治疗部位，会有助于生理活性与组织修复速度。

2. 用适当调制交流电进行介入辅助治疗，会准确补充或修正生理能量。对失形、失色、失血的病人，有加大保险系数的作用。

3. 全身分别依次补充 11 次／分钟、13 次／分钟、70 次／分钟的调制交流电，有助于机体气血充沛、快速复原。

第三十四节　音乐疗法

古人对音乐的治疗作用早有论述，曰"通神明"，能达到"人气相接"，"动荡血脉，疏通精神"，可"使人喜，使人悲"，可陶冶情志。音乐旋律的阴阳升降，可以协调人体阴阳升降，以达到平衡，所以音乐有防治疾病的作用。

一方面，音乐声波的频率和声压会引起生理上的反应。音乐的频率、节奏和有规律的声波振动，是一种物理能量，而适度的物理能量会引起人体组织细胞发生和谐共振现象，能使颅腔、胸腔或某一个组织产生共振，这种声波引起的共振现象，会直接影响人的脑电波、心率、呼吸节奏等。

科学家认为，当人处在优美悦耳的音乐环境之中，可以改善神经系统、心血管系统、内分泌系统和消化系统的功能，促使人体分泌一种有利于身体健康的活性物质，可以调节体内血管的流量和神经传导。另一方面，音乐声波的频率和声压会引起心理上的反应。良性的音乐能提高大脑皮层的兴奋性，可以改善人们的情绪，激发人们的感情，振奋人们的精神。同时有助于消除心理、社会因素所造成的紧张、焦虑、忧郁、恐怖等不良心理状态，提高应激能力。

托马提斯提出的三条定律

第一定律

托马提斯发现，如果我们的耳朵不能听到一定的频率，那就意味着我们要发出的声音也不能发出这一频率。

第二定律

此后他又不断试验发现，如果只能让歌手听到一定的频率，那么他们的声音马上就会被破坏，被挡住的频率马上就在歌手的声音中消失了。根据这一发现，他得出了：如果改变我们听到的声音，那么我们发出的声音也会被改变。

第三定律

另外，他还发现了一个有趣的现象，一些专业歌手得了职业性耳聋，随之而来的是他们失去了原有的声音，他们变聋的原因是他们唱的声音太大，更准确地说，他们变聋的音频区域是在2000Hz左右。正如第一定律所揭示的那样，他们所失去的声音也在这个区域。托马提斯发现专业歌手逐步变聋的原因是由于他们长期处在吵闹的环境中，他们耳中的肌肉变得越来越松弛，所以大声的音乐再也不能进入到内耳部分。也就是说，我们要想帮助那些失聪或者变聋的人，首先要锻炼而内中的肌肉。这就是他的第三条定律的由来。我们都知道怎么使身体肌肉变结实发达，那就是不断地锻炼，但怎么锻炼身体上最小的耳肌呢？经过许多次试验之后，托马提斯发现通过让使用者听一些一会开一会关的音乐，就可以达到锻炼耳肌由松弛到健壮的目的。之后他又发现更好锻炼耳肌的方法是通过让使用者戴上耳机让左右耳分别接受不同频率，在这个过程中，双耳的整个通道会被打开，这就形成了一个有似"门"的科学原理。

基于以上三条定律，他通过不断地试验研究和实践，得出了具有特色的音乐听觉理论。下面分别叙述：

托马提斯发现每一种语言都有它自己的频率间隔：比如法语的频率间隔为1000Hz至2000HZ，所以法国人对这一频率的声音格外敏感；英国人对频率间隔为2000Hz到12000Hz的声音格外敏感，所以英国人对于法国人的声音就有"聋"的感觉。这也说明了为什么学习一种新的语言是如此的困难的原因。但是托马提斯又发现可以通过对耳朵的锻炼达到对各外频率的适应，以达到轻送学习一门新语言的目的。也就是说，要想学习一门新语言，关键在于首先学会听这门新语言。

这个发现为语言的学习打开了一扇崭新的大门。

随后托马提斯又反问自己："两个耳朵能听到的东西是否一样呢?"可能大多数人认为我们的双耳是一模一样，功能也一样。可是事实并非如此。托马提斯发现用右耳较多的人学习较快。他利用神经学的原理解释了这一现象：右耳联结着左脑，而左脑又是语言学习的中枢，右耳到左脑的联结是快速而准确的；而对于左耳，它联结的是一个不能加工语言的右脑。从左耳进取的语言要经过胼胝体传到左脑，这个传输过程不但缓慢而且也不可靠，而在整个声音的传递过程中，一些对于语言学习很重要的高频声音丢失了。比如，"吧"和"啪"只是在高合音部分有所不同，如果有些人是左耳主听，那么他们很有可能经常猜测别人说的是哪个字。如果"听"对于学习语言很重要的话，那么"接收"声音的频率就也是同样重要的。依据成千上万的试验，托马提斯认为有着"理想听觉曲线"的人要比那些"弯去听觉曲线"的人学语言快得多。要想提高人们的"听觉曲线"，必须用一种经过过滤的音乐，只让一些频率进入耳朵，就可以训练那些需要加强的曲线。随着实验的顺利进行，托马提斯又发现了更加令人惊奇的成果。他发现经过接收到高频率声音听觉训练的人，不但可以加强学习能力，就连他们的精神也变得比以前高昂了。在耳中，有非常多的接收高频率的感官器官（听感细胞），高频率声音作为更多的听觉信息就能被传送到脑，并使脑神经得到调节。也就是说，当我们听到更多的高频声音，大脑也就会随之接受良性刺激，从而增加了人体的精力。这一现象被称之为"耳能量"，一种来自于耳的能量。

同时，高频声音会刺激耳道，这个耳中通管运动能力的器官，帮助你提高运动能力。当耳被"调理治疗"后，那些患有运动失衡症的人就会有能力抓到运动中的球体，或是学会骑自行车等。这时另一个接收高频声音的好处。

一、中国古代音乐治病、健身与导化行为的理论

1. 从河南舞阳出土贾湖文化墓坑群中有许多公元前八千多年的骨管笛子，从最早5音笛子、6音笛子，经历一百多年形成7音笛子，与今日笛子没有音调区别。送笛子、听笛子音乐、墓坑里陪葬笛子，说明当时吹奏笛子已经成为一种民俗风气。

2.《巫书·祛邪》中说："音以动喉，舞以导魂"，"歌舞祛邪，扶引魂魄"。音乐具有导引歌喉的功能，跳舞可以把生命能量信息的魂导领启动，是巫术伴歌伴舞驱邪仪式的核心思想。魂是生命能量运行的源码信息，魄是生命能量经过反射编程形成的行为应对性信息。这是古老道学语言记述的含义。

道藏里面也一直应用这个理念进行记述描写技术与理论。

3. 在《黄帝内经·素问》中把五类脏腑（五脏）、五种生理能量信息（五行）、五种声音的音频（五音）进行对照归类。关联类属是：脾胃属土，五行数是 5 与 10，音律特征是宫调；肺与大肠属金，五行数是 4 与 9，音律对应商调；肝胆属木，五行数是 3 与 8，对应音律是角；心与小肠属火，五行数是 2 与 7，对应音律是徵；肾与膀胱属水，五行数是 1 与 6，对应音律是羽（因为头脑的'记忆与思考'，'行为反射与指令修正'这两大系统功能的对应能量描述丢失，色彩九色也录取五色，声音七音也记述五音，古代七行理论也变为五行。但是《内经》讨论者发现现实七音问题，就把宫、商、角、徵、羽各自分为'少、正、上'来进行丰富，又用'半'来补充，解决理论与现实应用的差异。伏羲皇时期节气、祭奠日、历法、权杖节数均用七，把魂魄分别归为两行。后人由于巫术误导，是魂魄内涵意义鬼神化，可能是导致后来习学医学之人去掉功能性的魂魄二行，保留有实质器官的五行的重要原因）。

4. 道藏中阐述身体、音律与颜色，都用的是九，称为九色、九音、九行（把骨、肉、魂、魄四行的前两行定为地，把魂魄两行定为天，并提出在进化技术智慧没有达到可识别阶段，不要盲目操作，称为'天地不动，运调五行'，'天上亲比，音律动舞'，'识神不至，道法不变'。这些说法，可能对民俗演化为'天不变，道亦不变，''神仙伴歌舞，饮美酒'起到误导作用）。其中"声色犬马，筑铸天律"，讲的是声音、光的颜色、可调控的能量信息、通过努力才能驾驭的能量信息，是建筑与铸造头脑信息编程规律的依据。

5. 道医学为了训练特殊人群的骨骼与听力，设置了"伏地听声"听力训练，用以加强行为反射力（增加行为记忆与反射速度）；设置了"听蚂蚁吼"（'数只蚂蚁置于盒中，饥饿数时，以一粒残米置入盒中，覆以绵纸，侧耳听声。能听到声音为人态，听音辨位为人道，听音知行为品'）微声辨听训练以加强记忆力与思维力（加强记忆速度与思维速度）。

6. 中国古时就把知悉本源奥妙的人称为"知音"，史书记载伯牙、钟子期的音乐神传，就是这个理念的写照（虽然延伸形容互相理解与赞同行为理念的人，智慧级的认同与理解，是真髓核）。

二、能量配合的种类与方法

1. 依次做 50 次／分钟与 60 次／分钟的调制交流电，会对音能量反应疲劳的组织尽快修复，达到与保持良好的声音反射效果。

2. 做 13 次／分钟调制交流电的后处理。

3. 全身分别依次补充 11 次／分钟、13 次／分钟、70 次／分钟的调制交流电，有助于机体气血充沛、快速复原。

4. 对于听了音乐出现失眠、头痛现象的人，应该用每分钟 80 次、每分钟 120 次、每分钟 160 次频率的调制交流电做耳朵输入信息的治疗。治疗之后配合服用远志蝉蜕汤。

三、救急方案

1. 有听到某种音乐休克的人，是遭遇恐怖行为磨难的人，或者是受到行为虐待的人，或是有严重的心理创伤的人（在头脑信息录存系统有恐怖声音关联反射信息）。要进行催眠诱导进入休眠状态，然后讲解解除信息的道理，做 230 次 / 分钟频率的调制交流电治疗。

2. 对于习惯性扭伤的人，也可以经过催眠，回忆第一次扭伤原因，然后进行意识纠正，然后告知正确的运动知识，然后进行脚伤处理。这样处理，一般不会再扭伤，遇到其他性质的压伤、挫伤，也能够较快痊愈（有加强细胞组织愈合记忆功效）。

3. 对于韧带损伤的人，音乐疗法、人体电疗法、结绳扎带疗法同步结合运用，会产生较好的修复作用。尤其是在第一时间里进行医治，是康复速度与痊愈质量的关键因素。

第三十五节　森林疗法

森林的医药作用，一是制造氧气，被称为"天然氧气制造工厂"；二是阻隔杂音，森林的绿枝茂叶能吸收声波；三是绿色安详，森林的绿色对人的神经系统具有调节作用，能平静情绪，眼明目清；四是净化空气，森林有吸收毒气、尘埃的作用；五是杀灭毒菌，如松柏可杀死空气中的白喉、结核、霍乱、痢疾、伤寒等病菌；六是调节气温，进入森林冬暖夏凉，是疗养的佳境。

适应证：慢性鼻炎、咽炎、慢性支气管炎、肺气肿、肺结核以及哮喘病；冠心病、高血压、动脉硬化等。

一、中国古代关于森林疗法的理论

1. 古人选择住处，提倡在山腰之坪，傍水依林，日照时间较长，具有避风作用。在《归藏》中有"纳风携水，林秀餐露，上居。背山怀水，遥观林烟，上上居。山绵延，若龙飞，紫气东来，口迎平冲，金玉奇居"。《汉魏书》中"莽林深处，神仙出入"，"清气出山林，呼吸长精神"。说明古人对森林居住的重视与向往。

2.《道藏》中有"思念森林，疏肝利胆"、"观视森林，导健筋脉"、"呼吸森林，益宗调心"等理论与理念。其中"呼吸森林，益宗调心"是"呼吸森林中空气，可以有益于宗气，调节心脏脉动运行"意思。

3.《黄帝内经·素问》中有"夜临白露，林莽生凄，怫之兆也"。是说"夜里在森林里遇到白色晶莹的露水，林间草莽生出寒气诱发凄凉感觉，是愤怒、抑郁情志的先兆原因"。此句话从森林弊端给人们提示，要求野外露宿的人注意避免草莽结寒成白露对人带来损伤（野外防湿、保暖是第一要则，与今日野外探险经验不期而合）。

4. 树木五行，在《道藏》中论述为："树气导五行，松导肺，柏健大肠，樟益心，杨泽润小肠，竹利胆，木瓜润肝，槐益肾，皂角利膀胱，柳健脾，檀和胃，白蜡调益三焦，白果泽益奇桓……"在森林中练习呼吸打坐，是历史长河中许多人曾经流行的事情，其中经验也被记录下来。至今中原区域仍然流传"房前不栽杨，房后不栽柳，院子中间不栽鬼拍手（槐）"，怕房前栽杨兴奋心脉，影响心脉动作不休，导致失眠（也有说火过旺容易得精神病）；房后不栽柳，是怕柳树根旺，容易穿破墙根把根扎进屋子底下，导致脾胃兴奋致使睡眠时磨牙弹腿不安静（也有人说怕儿童气息敏感而啼哭不止）；院子中间不栽槐树，是因为槐树会发出有兴奋肾脏功能的芳香物质，古代人们怕这种环境出淫乱败家之子（古人称'淫为贱，易败家、招灾、惹祸乱'）。

二、能量配合的种类与方法

1. 全身分别依次补充11次／分钟、13次／分钟、70次／分钟的调制交流电，有助于机体气血充沛、快速复原。

2. 做8次／分钟的调制交流电后处理，提高氧气吸入运用质量，清除呼吸系统过多代谢物的分解外排，保持机体活性。

3. 遇到从森林出来情绪阴晴不定者，可以用治疗心律不齐的方法进行治疗，配合服用莲子心远志汤。

4. 遇到从森林出来喜怒无常，愤愤难平者，按照祛湿除寒的方法进行治疗，然后转入疏肝利胆调整。配合服用茵陈竹叶大枣汤。

5. 遇到肾脉过旺的人，可以服用冬瓜皮梨核莱菔子汤，配合进行脾元筑本调节治疗。尽量饭前做重手法按摩，再以梨核莱菔子煮山药协助食疗为佳。或者饭前饮用决明子与莱菔子混合冲的茶。

6. 健忘症患者，饮用白果莲子羹或使用银杏蜂胶粥。然后进行脑活化记忆性治疗。治疗后食用一段时间的黑芝麻紫菜汤。

第三十六节　泥沙疗法

泥疗、沙疗合称泥沙疗法。李时珍的《本草纲目》中曾说及泥与人体的关系，曰"诸土皆能胜湿补脾"。中医认为，脾属土，自然界的泥土敷于人体，皆于人体的脾"同气相召"，凡所因脾引起的疾病，用泥疗疗效明显。但古人说"土地各以类生人"，又"各以类治病"。用来治病的泥土主要有温泉泥、井泥、河泥、田泥、蚯蚓泥、黄土、白土、灶心土、壁土、燕窝土、蜂窝土等。沙疗中的热沙疗是把人体或患部甚至全身淹埋在沙里，利用热沙的温热和按摩作用来治疗疾病。

一、禁忌

1. 有痔疮（外痔）、子宫脱垂、皮肤损伤的人不能运用此法医疗。
2. 对泥土中成分过敏的人不宜使用此法治疗。
3. 皮肤病有溃烂的人不宜采用此法治疗。
4. 免疫功能不全的人谨慎使用此疗法。
5. 糖尿病有皮肤并发症的人不宜使用此疗法。
6. 硬皮症至皮肤开裂的人不宜使用此疗法。

二、能量配合的种类与方法

1. 全身分别依次补充 11 次 / 分钟、13 次 / 分钟、70 次 / 分钟的调制交流电，有助于机体气血充沛、快速复原。
2. 做 8 次 / 分钟的调制交流电后处理，提高氧气吸入运用质量，清除呼吸系统过多代谢物的分解外排，保持机体活性。
3. 做过治疗，用土豆水擦洗皮肤，进行电弧刺激，然后用净水冲洗干净。配合进行红光照射一个小时。可以使得皮肤光亮有弹性。
4. 治疗后，再转入涂抹钟乳石粉与蜂蜜调制的按摩膏，进行按摩揉搓 10 分钟，可以润白、光亮、细化皮肤纹痕。
5. 治疗后，再用带红衣的花生水泡洗 10 分钟，可以养血养颜，面红色润，有养颜护肤功效。

三、救急措施

1. 遇到泥糊呛进眼中、喉中，要及时清洗干净。平时准备蒸馏水、冲洗壶、滴眼露、吸水枪、净浴盆、音叉、牙医椅、医用棉、酒精、棉签、络合碘、胶手套、双氧水、电吹风机等用品。

2. 遇到耳朵内灌入泥浆，要细心用棉签蘸净，用双氧水擦洗与蒸馏水擦洗，然后用电吹风吹干。做电弧疗法刺激，之后用音叉检验听力。

3. 如果泥浆里有硬物划伤患者，就要尽快清除伤口泥污。双氧水消毒，再用络合碘涂抹。配合调制交流电渗透碘液帮助愈合（一般 4~6 小时就可完成愈合）。

4. 在台阶处要垫上防滑垫，防止泥浆溅到台阶上滑倒人。

5. 对于泥浆滑倒跌伤的人，要先洗净泥污，立即检查筋骨是否损伤，然后再检查与处理皮外伤。白糖蚯蚓浆液，配合调制交流电，尽快使损伤皮肤愈合修复。处理之后，涂抹庆大霉素针剂药水，帮助生长新肌肉。

6. 有闭合性骨伤的人，迅速用上紫苏红薯白糖浆液，配合调制交流电治疗，尽快帮助骨痂结合覆盖，恢复患者行动能力。

7. 遇到皮肤撞击地面，形成皮下青紫的人，用青木香与蜂胶、白糖溶液混合，进行涂抹瘀青有青紫瘢痕位置皮肤，配合调制交流电治疗，一昼夜就能退去瘢痕，还复正常皮肤。

第三十七节　自然敷贴疗法

在世界人民倡导"回归自然"的今天，自然疗法、医学非药物内服、非手术疗法越来越受到病人的青睐。敷贴是将药物敷于体表特定部位以治疗疾病的方法，属外治疗法中行之有效的一种方法。

敷贴疗法源远流长。早在远古时期，先民就已学会用泥土、草根、树皮外敷伤口止血。

长沙马王堆汉墓出土的《五十二病方》载有许多外敷方剂，用以治疗创伤等疾。晋《肘后备急方》载用鸡子、白醋、猪脂、水、蜜、酒等作为外敷药和调和剂。南北朝《刘涓子鬼遗方》用猪胆汁外敷治疗痈肿。唐《食疗本草》用胡桃研泥外敷治疗白发。宋《太平惠民方》以地龙粪研饼敷在小儿囟门，治疗小儿头热、鼻塞不通。明《普济方》用生附子和葱涎为泥敷涌泉穴治疗鼻渊等。说明本疗法相沿习用甚久。清《理瀹骈文》集敷贴疗法之大成，标志着本疗法的临床应用达到了更为完善的水准。

一、禁忌

1. 有皮肤破损者不宜。

2. 有褥疮、溃疡不收口的患者不宜。

3. 有皮肤过敏的人不宜。

4. 有皮肤功能缺陷的人不宜采用。

5. 有糖尿病并发症者不宜。

6. 有重病出现过心衰竭、呼吸衰竭等危急症状者不宜。

二、能量配合的种类与方法

1. 全身分别依次补充 11 次 / 分钟、13 次 / 分钟、70 次 / 分钟的调制交流电，有助于机体气血充沛、快速复原。

2. 做 8 次 / 分钟的调制交流电后处理，提高氧气吸入运用质量，清除呼吸系统过多的代谢物，保持机体活性。

3. 出现过敏症状严重者，要先注射副肾上腺素，再用加强心脏循环的电导疗法进行治疗。不是很严重的人，可以涂抹与服用息斯敏，结合电导疗法治疗，缓解过敏症状。

4. 遇到心衰病人，要首先在手五里针刺，通入每分钟 90 次频率的心脏救急调制交流电信息，然后服用硝酸甘油、注射复方丹参注射液，进行每分钟 70 次的调制交流电治疗。

5. 遇到呼吸衰竭的人，首先检查喉道、口腔是否有逆阻之物，确定通道畅通，然后在中府、云门进行半寸针刺入导电救急。频率以每分钟 8 次即可。等到呼吸恢复，再检查病因，对症用药，对频率使用调制交流电进行重症治疗（昼夜平均按小时进行电导治疗）。等到病情平稳，再转入正常治疗（一天一次电导治疗，或两天一次电导治疗）。

6. 遇到糖尿病诱发性心脏衰竭、呼吸衰竭病发病人，要把上述两个方面工作共同并步进行。每分钟 90 次频率的心脏救急调制交流电信息，频率以每分钟 8 次呼吸救急信息，要同时调制实施（没学会调电手法的医生，可以先做心脏救急 3 分钟，再做呼吸救急 3 分钟—轮流倒换，进行实施）。

7. 遇到最严重的呼吸、心跳都停止，瞳孔扩散，出现三重衰竭的人，要每分钟 90 次频率的心脏救急调制交流电信息，频率以每分钟 8 次呼吸救急信息，每分钟 210 次频率的脑复苏救急信息，三种频率共同进行（初学电手法者可以先心脏救急，再呼吸救急，再大脑救急三重信息轮换实施）。

第三十八节　鲜药疗法

用新鲜动植物治疗疾病，早在原始时代我们的祖先就已有所认识。自从"神农尝百草之滋味，一日遇七十毒"之后，人们对某些自然物的药效和毒性作用，开始予以注意。《伤寒论》、《金匮要略》著作中，有不少用鲜药治疗内科杂病、危急病证，以及解毒、外治等方面的记载。

一、鲜药应用简介

利用鲜药治病是中医的特点之一，也是优点之一。中医应用鲜药源远流长，早在秦汉时代就有记载。在 2000 多年的临床实践中，历代名医都曾应用过鲜药组方治病，鲜药疗疾在不断继承发展中积累了丰富的经验，形成了传统中医药的用药特色，尤其在治疗危重温病、内科杂病等方面，疗效显著。

现代科学研究证实，鲜活动、植物药有更强的生物活性。鲜活动、植物体内丰富的活性物质，包括多种肽类物质、酶、蛋白、激素、抗体、补体、受体、激素、细胞因子等，这些生命的基础物质在生命活动中发挥着关键作用，通过复杂的过程对机体进行整体调控，往往对人们束手无策的临床顽症、重症，显示出显著的独特疗效。"对疑难重症的治疗效果，鲜活动、植物药比植物药疗效更确切。"

鲜药制剂的研制成功，是生物治疗和中药治疗的有机结合，也是传统中医药学与现代医药学的接轨，开创了鲜药抗肿瘤的先河。而将鲜药制成胶囊，更是对传统中药加工工艺的革命和创新。传统中药加工，不外乎加热、炮制等方法；西药加工，也多用强酸、强碱、高温等有机化学溶剂处理。现代鲜药则采用先进的生物制药工艺制备，工艺流程全部在低温条件下进行，并用超低温破碎及冻融处理，将低温、快速、高效三者结合起来，使产品尽量保留其应有的生物活性成分，保持了生物分子间的天然配比和分子结构，从而使抑瘤和增强机体免疫力的效果更加明显，而且服用方便、安全。

鲜药制剂通过几个方面起治疗作用：①激活人体免疫系统杀灭肿瘤细胞；②诱导肿瘤细胞分化成正常细胞；③抑制肿瘤新生血管生成，从而防止肿瘤复发与转移；④改善人体微循环系统，降低肿瘤细胞着床率；⑤加强中枢神经功能，减少致痛物质，平衡持久镇痛；⑥保护多系统不受放化疗损害，促进放化疗的效果；⑦诱使体内产生抗病物质，如干扰素、白介素等，从而提高人体的免疫力；⑧可以整合调节改善人体内环境，实现新的稳态，提高患者生命质量。

二、能量配合的种类与方法

1. 全身分别依次补充 11 次 / 分钟、13 次 / 分钟、70 次 / 分钟的调制交流电，有助于机体气血充沛、快速复原。

2. 做 8 次 / 分钟的调制交流电后处理，提高氧气吸入运用质量，清除呼吸系统过多的代谢物，保持机体活性。

3. 练习听力，辨别音调，进行 210 次 / 分钟调制交流电治疗。然后进行应病纠正性治疗。

三、救急预案

具体内容可参考"自然敷贴疗法"的相关内容。

第三十九节　磁　疗

磁疗（magnetotherapy），以磁场作用于人体治疗疾病的方法。磁场影响人体电流分布、荷电微粒的运动、膜系统的通透性和生物高分子的磁矩取向等，使组织细胞的生理、生化过程改变，产生镇痛、消肿、促进血液及淋巴循环等作用。临床常用以治疗软组织损伤、表浅血管瘤、乳腺增生、神经痛、胃肠功能紊乱等。

一、磁疗的常用方法

1. 静磁疗法。用于穴位和病变局部。
2. 动磁疗法。又称旋磁和脉动磁疗法。
3. 磁化水疗法和磁针疗法等。

二、禁忌

1. 不要在潮湿地方实施强磁治疗，以免发生感生磁电。
2. 治疗环境温度一般不要超过 38℃，以免降低磁作用。
3. 不要在高压电太近的环境下实施强磁治疗，以免磁场作用造成感生电弧。尤其是雷雨天气，要格外小心避免磁电联合作用在没有屏蔽服的人身上发生电弧效应。
4. 不许服用强磁铁作为治疗手段，这样有一定危险性（在强电与水湿环境会有不良隐患）。

三、能量配合治疗

1. 全身分别依次补充 11 次 / 分钟、13 次 / 分钟、70 次 / 分钟的调制交流电，有助于机体气血充沛、快速复原。
2. 做 8 次 / 分钟的调制交流电后处理，提高氧气吸入运用质量，清除呼吸系统过多的代谢物，保持机体活性。
3. 练习听力，辨别音调，进行 210 次 / 分钟调制交流电治疗。然后进行应病纠正性治疗。

四、救急预案

具体内容可参考"自然敷贴疗法"的相关内容。

第四十节 人体生理电平衡疗法

当今，各种新技术、新知识、新科学以惊人的速度进行着爆炸式发展。20世纪八九十年代，每7年新知识翻增1倍。2000年至今，信息量与日倍增（有资料还显示，纯理论性知识每4个月翻增1倍）。科学工作者就要不断学习，来武装自己的智慧，完成个人的价值竞争力。

人体生理电平衡疗法就是把西医、中医的作用机理，中医诊断，西医诊断的要素，重点是电生理学的一些研究成果，结合大量实验并投入临床，验证了的一门综合性医疗科学。除了本疗法的应用价值和理论价值以外，也给中西医结合在边缘地带的合作，指示了广阔的发展前景。

一、本疗法的特点

人体的生理电运动，是人摄取营养、吐故纳新、生理循环、生化活动等一切生命运动的基本形式、协调形式和传达指挥形式。各种生理运动除了需要通过神经系统，靠电脉冲来反射完成之外，各种生理运动的终极目的，也是为了转化能量和储存能量，以备不同生理组织的生理运动使用，以完成物质性转化和生理过程中的能量供应。同时，包括清理和维护各种传输渠道，都要以电信息的形式来指挥完成（无论是交感神经作用形式或副交感神经作用形式）。而且，人的生理运动的最高形式和终极本质形式，也是与本源性的电运动（遗传密码与基因对生理的生物钟进程调节等）相连的。

众所周晓，脑死亡是现代医学的最新的最严格的判定死亡标准。脑死亡的标志，就是大脑停止其一切自律性的电生理反射。虽然心衰竭、肾衰竭等衰竭现象，是由于对应生理电的逐渐消失而引起"泵动力"式的组织运动停滞而形成的，但本质上还是对应的电能供应、电能传导、脑皮层对应电生理反射丧失，指示和负反馈性电连索无法完成，而致使生理物质性的生理循环停滞、细胞更新、异体成分排异等一系列生理运动也相应停止。换言之，脑生理电反射功能的紊乱和丧失，是最终影响生命运动的终极要素。生理电是人生存的最本质要素之一。

现代医学已测定出的心电、脑电、肾电、肌电、神经电等不同的电现象。

并且，不同的器官和组织自有的电压、电流、电频和电波幅组合构成也各不相同。人在健康时与疾病时的前述电参量值也不相同。同时，高分子化学中发现，分子（细胞）的变异，实质是能量态的不同。也就是说，正常组织的细胞，是高能态的（或稳定态的）。而受到病因干涉后的细胞，在结构上没有实质性的改变，只是重要官能团或基因突上产生了空间构型的变化（相当于扭转了一个方向）。因而就改变了能量态和功能性质，产生了不同的生理反射（成了病态生理）。病理态在生理表现就反映了与原生理平衡系统的不和偕，致使整体生理发生变异效应。要想使改变能态的细胞结构回复原有状态（这是中医治病的原创思想，即"扶元还本"），就需要把能量损失的部分，再还补到细胞组织中。人体生理上，有这种平衡调节机制，只是能量供给上，病体组织无法靠自体完成，而本疗法就正好弥补这个不足，通过手法调整，把220v的电能按需要调成近似能量段和相似波带，供相应的神经及载体来借助完成修复生理机能。这里要强调的是，输电的形式必须与原来正常生理组织的电运动形式一致（也就是在电压、电流、电频和电波幅组合构成上一致），这样才会有较好的生理效果。这也是高分子化学中的能质转换原理。这个原理，在生理化学中仍然适用。

　　本疗法实施手法的理论之一，就是上述的高分子化学的能质转换原理和生理化学中的能质转换假说。在具体的实践中发现，由于个体差异，还要把不同人的个量电参量值测出，以做进一步的同值性修正（由于电极输点不是直接的生理组织位，就要考虑人的皮表阻耗因素，来进行实验性修正），在理论上才能符合理想条件。可是，各个健康人的各器官和组织在健康状态下的电参量值，是无法得到的，所以，目前采用的量值，是采用自愿测试者的平均值加上临床修正而得到的。

　　由于脑和肾脏等一些组织，活体的生理运动量值仍不易测定。因此只能采用各种心电图、神经电图和新型的电波诱导性测试仪等间接得到的正常生理量值，再加上门诊实践修正，来作为门诊操作的标准参考依据。

　　这在物理学、生物学上，也是符合波干扰最大的原理的。各种不同的物质，对能量的波频、波幅都有一定的选择性。如耳朵对于低于 20 分贝高于800 分贝的波，就不会引起生理反应。同时，耳朵自传出的有效运动波，也在自身反映波值内。这既是同频波叠加和干扰最优的原理，也是同幅波反馈效应最强的能量反影响物质的原理。也就是说，目前采用的理论理想态的电参量值，是符合现代科学已公认的原理的，间接取值的方法也是合理的。另外，还有 15 类手法，都是建立在已有的医学、生物学、生理学和中医经络学的共有基础上，关键是经过大量临床验证而形成的。

　　所以本疗法的特点可简述为，在已有的自然科学基础上，用人体手法完成电能调节，来吻合病人个体特征需要的一种因人和辨证的一种生理电调节的医疗方法。它没有物质性的介入，不会带来物质性的污染。

二、本疗法的优势

调节电阻量值的方法，目前已应用的各种电磁治疗仪器设备都不能完成。由于调节电参量值的复杂性，现今还是靠人用手法来完成，这样机动性强，能做到因人，因症而随机调变。这样一来，正好与中医传统优势"三根指头，几把草药，一根毫针"有了相似之处，就是设备简便。不过，由于本疗法的现代性，与中西医的各种诊断的现代化方法联系密切，指标的客观行强，所以又具备明细化、科学化的特征，能更好地为中西方所接受。对于病人来说，临床疗效，就是最强有力的说明。

三、本疗法的开发价值

1. 调制生理电的研究应用价值。肌肉愈合令名贵药品相比见拙。任何药品作用于人体，只是生理化学的反应途径不同，最终必须转为热熵效应与生理电信息才能完成生理化学的标的性程序，形成预期生理效应。而生理电与相应的物质介质联合产生的作用，能够直奔生理移向标（直接参与生理结构干预或转换、介入功能定向启动与抑制、介入生理系统诱导进行修复、排异、平衡调节、分解溶蚀、改造重置等生理生化行为控制），控制生理定向定量进行结构修复、再建、强化、增殖。

又如皮肤破损的修复，用任何方法都必须经过细胞键合、结缔、构痂、育皮、补充信息、指令纳序、反射校验、系统标示、脱痂、抖网校索、液胶浸润等多个生理程序。所以皮肤损伤深度越深、面积越大，其完成生理与功能构建的速度越慢、质量也越差。而生理电疗法的介入，就不需要经过生理通道传递能量或介质，能够高速度地加快生理与功能的构建过程。

皮肤修复技术的应用价值是不言而喻的。现代医学植皮技术就是解决皮瓣无法再修复、代谢、结缔等矛盾的流质要求、固化要求、信息传递要求、新陈代谢要求、功能检验要求等诸多要求进行兼顾同行的问题。排异与能质循环，也是医学课题的难题。生理电技术的变频与结绳扎带供药技术，也具有临床应用价值。

运动员组织扭伤、撕裂伤，应用皮肤外生理电修复技术，或点刺针灸加生理电频率调制干预技术。一周至两周时间，就可以把手术或药物介入的医疗问题解决干净。

生理电体表施加控制生理酶技术、生理电电极搭触干预与控制内激素技术、生理电搭触干预与控制器脏细胞合成、抑制技术、生理电搭触干预与控制骨痂覆裹造骨技术等项生理电模拟干预与生理结构、生理功能的控制技术，对航天、野外生存、资源开发、宇宙人体行为能力都有开发与应用价值。

2. 自体细胞与组织培养应用价值。在生理电干预中，进行体内细胞培育，有组织再生与自体移植应用意义。在条件适当时，建立人体细胞自愿培植，应用自身医疗的应用，在生化与光学影像指导下应用临床。

3. 生理电模拟开发仪器，对医学应用、生物学研究、自体医疗保健、人工智能制造技术应用、客体生存环境应对、体育训练等方面应用，都有进化与修复助益作用。

4. 生理电干预体内激素、生理酶进行体外培养，对医学、长寿学应用都有独到价值。

5. 电信息理论的规律与技术会在生物学产生巨大影响。

6. 生理电信息释放、融频、控制理论与技术对仿生学有促进意义。

7. 生理电医学理论揭示会对现代医学研究深化提供参考。

8. 生理电能量干预技术理论会对动物学研究提供帮助。

9. 生理电能量信息调制技术会对植物育种学提供新思路、新技术。

10. 生理电信息感应技术会对宇宙学研究与尝试提供新思路。

11. 生理电组频应用会对现行食物源进行生物吻配性优化。

第四十一节　穴位注射疗法

穴位注射疗法是在经络、腧穴、压痛点或皮下反应物上，注射适量的药液，以治疗疾病的方法，又称腧穴注射疗法、水针疗法。由于应用药液剂量较常规小，故又名小剂量药物穴位注射。如采用麻醉性药物（如普鲁卡因）者，则称为穴位封闭疗法。

水针疗法是以中医基本理论为指导，以激发经络、穴位的治疗作用，结合近代医药学中的药物药理作用和注射方法而形成的一种独特疗法。使用时，将注射针刺入穴位后，作提插手法，使其得气，抽吸无回血后再将药液缓缓注入穴位，从而起到穴位、针刺、药物三结合的作用。一方面针刺和药物作用直接刺激了经络线上的穴位，产生一定疗效；另一方面，穴位注射后，药物在穴位处存留的时间较长，故可增强与延长穴位的治疗效能，并使之沿经络循行以疏通经气，直达相应的病理组织器官，充分发挥穴位和药物的共同治疗作用。再有，药物对穴位的作用亦可通过神经系统和神经体液系统作用于机体，激发人体的抗病能力，产生出更大的疗效。

所以水针疗法不仅为针刺治病提供了多种有效的特异性穴位刺激物，而且也为药物提供了有相对特异性的给药途径（经络穴位），能减少用药量，提高疗效，是一种很有前途的治疗方法。水针疗法具有以下特点：

1. 既有针刺对穴位的机械性刺激，又有药物等化学性刺激，二者发生协同作用，更有利于调整机体的功能以达到治疗目的。

2. 穴位注射操作方法，虽较一般注射稍为复杂，但与针刺术的手法比较，则易于掌握。

3. 水针疗法用极小剂量的药物，即可取得和大剂量肌肉注射同样的效果，所以不仅能提高疗效，而且可以减少用药量。由于用药量的减少，相应的某些药物的毒副作用也减低，如哌替啶常规注射，一般 25～50mg，有的患者即可发生头晕、恶心，而小剂量（10mg 左右）穴位注射，效果不低，副作用则甚轻微。

4. 一般患者穴位注射以后，即可随意活动，较之针刺留针法缩短了治疗时间。

5. 注入的液体用量多时刺激范围大，且吸收需要一定时间，可维持较长时间的刺激，延长治疗时效。

凡可肌肉注射的药物，都可用于水针疗法。常用的中药注射液有当归、红花、复方当归、板蓝根、徐长卿、灯盏花、补骨脂、肿节风、柴胡、鱼腥草、复方丹参、川芎等；西药有 25% 硫酸镁，维生素 B_1. B_{12}. 维生素 C、K_3、0.25%～2% 盐酸普鲁卡因、阿托品、利血平、安络血、麻黄素、抗生素、胎盘组织液、生理盐水等。

一、应用水针疗法时应注意以下事项

1. 注意药物的性能、药理、剂量、性质、有效期、配伍禁忌、副作用及过敏反应。凡能引起过敏反应的药物，必须先做皮试。副作用严重的药物不宜采用；刺激性强的药物应慎用。

2. 颈项、胸背部注射时，切勿过深，药物也必须控制剂量，注射宜缓慢。避开神经干，以免损伤神经。

3. 避开血管，注射时回抽有血，应重新注射。一般药物不能注入关节腔、脊髓腔。

4. 孕妇的下腹部、腰骶部和三阴交、合谷穴为禁针穴。年老体弱者，选穴须少，剂量酌减。

5. 注射器、针头及注射部位，要严格消毒。

二、注意事项

1. 治疗时应对患者说明治疗特点和注射后的正常反应。

2. 严格遵守无菌操作、防止感染，最好每注射一个穴位换一个针头。使用前应注意药物的有效期，不要使用过期药。并注意检查药液有无沉淀变质等情况，如已变质即应停止使用。

3. 注意药物的性能、药理作用、剂量、配伍禁忌、副作用和过敏反应。凡能引起过敏反应的药物（如青霉素、链霉素，盐酸普鲁卡因等）必须先做皮试，皮试阳性者不可应用。副作用较严重的药物，不宜采用。刺激作用较强的药物，应谨慎使用。

4. 一般药液不宜注入关节腔、脊髓腔和血管内。注射时如回抽有血，必须避开血管后再注射。如误入关节腔可引起关节红肿热痛等反应；如误入脊髓腔，会损害脊髓。

5. 在神经干旁注射时，必须避开神经干或浅刺以不达神经干所在的深度。如神经干较浅，可超过神经干之深度，以避开神经干。如针尖触到神经干，患者有触电感，就须退针，改换角度，避开神经干后再注射，以免损伤神经，带来不良后果。

6. 躯干部穴位注射不宜过深，防止刺伤内脏。背部脊柱两侧穴位针尖可斜向脊柱，避免直刺而引起气胸。

7. 年老体弱者，注射部位不宜过多，用药剂量可酌情减少，以免晕针。孕妇的下腹、腰骶部和三阴交、合谷等孕妇禁针穴位，一般不宜作穴位注射，以免引起流产。

三、能量配合的种类与方法

1. 全身分别依次补充 11 次 / 分钟、13 次 / 分钟、70 次 / 分钟的调制交流电，有助于机体气血充沛、快速复原。

2. 做 8 次 / 分钟的调制交流电后处理，提高氧气吸入运用质量，清除呼吸系统过多代谢物的分解外排，保持机体活性。

3. 13 次 / 分钟的调制交流电与蚓激酶透皮应用，对水针造成的药物滞留性生理硬结、积块有消解作用。

4. 水针注射后有嗜睡现象者，应该用绿茶电透皮技术处理，保证脑部神经与循环质量，避免在某些体位产生水肿。

5. 用冰片芒硝粉剂进行胶带封固与长强穴、脚心、手心，保证积滞不会存留于循环末端，配合进行肢端电刺激，效果更好。

四、救急预案

具体内容可参考"自然敷贴疗法"的相关内容。

第四十二节　蜡药疗法

蜡疗是以石蜡为主要原料来治病的一种方法，由于石蜡的热容量高，导热系数小，散热时间长，是传导热疗中最好的一种介质，且能与身体各部位紧密接触，因此临床上，常用于治疗风、寒、湿痹引起的疼痛。

石蜡加热后敷贴于患处，能使局部组织受热、血管扩张、循环加快、细胞通透性增加，由于热能持续时间较长，故有利于深部组织水肿消散、消炎、镇痛。

民间传播使用的石蜡疗法缺点是太脆、易碎，用在大面积较平的部位尚可，若用在凹凸的关节面上，里面未凝固的石蜡则容易流出来，烫伤皮肤。而且对一些疑难病的治疗效果见效缓慢。

专业操作蜡药疗法克服了以上缺点，巧妙地将中药止痛散与加热后的石蜡混合于一体。蜡疗可采用的独特配方能使其贴敷于患部后不呈对流现象，而且基础蜡的配制也可改进，加入了防止烫伤的中药入内，故皮肤能耐受较高的温度（60℃~70℃）而不会烫伤皮肤。经特殊工艺处理过的介质不易破碎，再将药物的有效成分强渗入人体的患病部位，起到了双重治疗作用。

一、注意事项

1. 皮肤有创面或溃疡不可用。
2. 体质衰弱和高热病人，急性化脓性炎症，肿瘤，结核，脑动脉硬化、心肾功能衰竭有出血倾向及出血性疾病，有温热感觉障碍以及婴幼儿童禁用本疗法。
3. 蜡药经反复使用后，如蜡有减少，可按比例加入一定的新蜡。重复使用4次后，需在冷却后刮去旧药，重新溶化加入新药物。
4. 治疗结束后，穿衣休息半小时再出门，防敞风受寒。

二、能量配合的种类与方法

1. 全身分别依次补充11次/分钟、13次/分钟、70次/分钟的调制交流电，有助于机体气血充沛、快速复原。
2. 做8次/分钟的调制交流电后处理，提高氧气吸入运用质量，清除呼吸系统过的多代谢物，保持机体活性。
3. 加适当磁性物质干预治疗部位，会有助于生理活性与组织修复速度。
4. 用适当调制交流电进行介入辅助治疗，会准确补充或修正生理能量。

对失形、失色、失血的病人，有加大保险系数的作用。

5. 用蓖麻油涂抹治疗部位，再施以光滑硬物的摩擦（机械能），就可以提高皮肤与肌肉组织的韧度与弹性。

6. 蜡药治疗后有视物不清、头晕脑胀状况时，要进行肝经、胆经、心经与目系经络交汇点的应频治疗。

7. 治疗后出现记忆不佳状况，应该迅速食用"紫菜银杏羹"，并进行93次／分钟的调制交流电治疗。

三、救急治疗与储备

1. 对病人的救护与辅助治疗

（1）（2）（3）可参考"拍打疗法"中"对禁忌病人的救护与辅助治疗"的内容。

（4）蜡药治疗后，有条件者可以增加做磁能、电能补充的治疗。有调制交流电治疗条件时，按十二经络应频进行信息补给最为理想。

2. 建立救急储备用品与抢救治疗预案

（1）（2）（3）可参考"点穴疗法"中的相关内容。

（4）补磁、补生理电，是热能治疗后的病人需要进行的重要步骤。热能过久作用而不进行补磁、补生理电，就会逐步由热能消磁、耗电作用而损失生理运行信息和自体更新遗传信息的转录，造成生命时限信息损失而致缩短寿命。因此较热环境下工作或生活而不能进行磁电补充者生命期会较短。

第四十三节　催眠疗法

通过言语暗示或催眠术使病人处于类似睡眠的状态（催眠状态），然后进行暗示或精神分析来治病的一种心理治疗方法。患者所具有的可暗示性，以及患者的合作态度及接受治疗的积极性是催眠治疗成功的必要条件。是指用催眠的方法使求治者的意识范围变得极度狭窄，借助暗示性语言，以消除病理心理和躯体障碍的一种心理治疗方法。通过催眠方法，将人诱导进入一种特殊的意识状态，将医生的言语或动作整合入患者的思维和情感，从而产生治疗效果。

催眠的方法可分为直接法（或自然法）和间接法。直接法就是通过简短的言语或轻柔的抚摸，使对方进入类似睡眠的状态。间接法借助于光亮的小物体或单调低沉的声源，让患者凝视、倾听，或以"催眠物"接触头或四肢，而施治者则在一旁反复暗示患者进入催眠状态。催眠的程度一般分为浅催眠、中度催眠和梦行三级。为了治疗的需要，进入浅催眠即可。此时，可根据患者的病证，用正面而又肯定的语言向他明确指出有关症状定将消失，或进行精神分析，找出其致病的心理根源。治疗后，可及时唤醒患者或暗示患者逐渐醒来。

一、暗示催眠治疗适应证

催眠治疗的适应证主要是神经症及某些心身疾病，对于有严重机能性色彩的器质性疾病患者，催眠治疗可作为药物治疗的一种辅助方法。

1. 神经症。这是催眠疗法最为适应的病证，包括神经衰弱、焦虑性神经症、抑郁性神经症、癔症、强迫性神经症、恐怖性神经症等。

2. 心身疾病。催眠治疗不但能消除致病的心理因素，还能使机体病损康复。

3. 性功能障碍。包括男子和女子的性功能障碍。如阳痿、早泄、射精困难、女子性乐缺乏、阴道痉挛等。

4. 儿童行为障碍。包括咬指甲、拔头发、遗尿、口吃等儿童不良行为，儿童退缩行为，儿童多动症，儿童品德问题。

5. 神经系统某些疾患，包括面神经麻痹、偏头痛、神经痛、失眠等。

6. 其他，如戒酒、戒烟、术后镇痛、无痛分娩、减轻癌和关节炎疼痛，改善机体抵抗力，破坏或消除由于病毒引起的湿疣和其他疾病。

二、能量配合的种类与方法

1. 全身分别依次补充 11 次 / 分钟、13 次 / 分钟、70 次 / 分钟的调制交流电，有助于机体气血充沛、快速复原。

2. 做 8 次 / 分钟的调制交流电后处理，提高氧气吸入运用质量，清除呼吸系统过多代谢物的分解外排，保持机体活性。

3. 生理破损修复、功能进化等生理塑造项目，在催眠态下完成的更快、更好、更稳固（时效退变性较小）。因为副交感神经与交感神经切换态时共同工作态是生理修复与信息改写关键时态（活子时态），初学者不易用电手法完成，学习催眠帮助实施，特别重要。

第四十四节　气功疗法

气功的功法种类很多，按练功时肢体是否运动可分为静功、动功和动静功三种。肢体不运动的功法称静功，静功有松静功、内养功、强壮功等。肢体运动的功法称动功，动功有太极拳、五禽戏、八段锦、峨嵋桩、鹤翔桩等。动静功是将静功和动功有机地结合起来，或先静后动，或先动后静。按练功时的身体姿势来分，可分为卧功、坐功、站功和活步功四种。

一、不论何种功法，练功时要进行三调：即调意、调身和调息

1. 调意

即调理自己的意念，也就是训练涌现在头脑中的思想和念头。一般地把它限制在一个简单的词（如"松"）或数字（如"一"）上，并把它固定在想象中身体的某一部位上，如两眉间的"上丹田"，脐下一寸半的"下丹田"，这就称为"意守"，意守的目的是为了入静。做到真正的入静，即排除各种内外干扰，头脑里什么也不想，没有什么念头，身心处于完全放松的状态，是很不容易的，这是一个主动的抑制过程，需要反复锻炼，付出很大的主观意志和努力才能达到这种入静、物我两忘的境界。

2. 调身

即调整自己身体的姿势。由于功法不同，要求身体的姿势也各异。不论何种姿势要使自己的头颈、躯干、四肢肌肉和关节都处在一个相当松弛的状态，并不为自己所意识到，即使练动功时，身体各部分的活动也是得心应手，达到了随心所欲的地步。

3. 调息

即调节自己的呼吸，有意识地进行一呼一吸的训练，延长吸气或呼气的时间。呼吸可兴奋植物性神经系统的活动，并通过它们的影响调节内脏的功能。

在各种不同的功法中，虽然三调各有侧重，但调身、调息都离不开调意的指导，所以调意是主要的。然而在练功中。为了迅速获得效果，常从较易掌握的调身入手，训练自己身体的姿势或动作。这一训练虽然需要用意念来指导，但随着身体各部分的放松或动作自如，意念的指导作用也随之减少。在调身的同时也可进行调息，也就是以意领气，将自然呼吸逐步转为均匀的，缓慢的腹式呼吸。练习到一定程度以意领气的作用也逐步减少，此时即可有目的地进行调意，从意守某一部位到万念俱寂，进入深度的入静状态。气功练到意念、姿势（有时是动作）和呼吸三者高度密切协调，自我与外界浑然一体，就能取得较好的治疗效果。

气功疗法的应用范围很广，如高血压、冠心病、溃疡病、支气管哮喘、糖尿病、偏头痛等各种心身疾病和各种焦虑症、恐惧症、强迫症等都有较好的疗效。对于呈现轻度心身包括体弱、营养不良、精神不振等也能起到强身保健的作用。

二、静功中的松静功

1. 松静功的目的是达到身心放松和入静的境界。

2. 锻炼时，身体姿势可采取坐式、站式或卧式。通常以坐式为主。舒适地坐在椅子上，头部伸直向前，双眼微闭，肢体放松，两手轻置在两腹侧。

呼吸：先采用自然呼吸，逐步地转入腹部均匀呼吸。

意守：视症状不同而决定其内容和部位。

3. 开始练功时，如症状为焦虑紧张，首先要消除紧张，则以放松作为调意、调身的内容。默念"放松"或"松"一词来消除精神上的紧张，在默念"松"时同时想象身体各部位肌肉关节的放松。只有尽量消除精神上的紧张才能做到肌肉关节的放松，而肌肉关节的放松可进一步解除精神上的紧张，两者相互促进。因此用默念"松"的方法，首先引导头部各肌肉的放松，面部各部位肌肉的放松，如此顺序向下，再至颈部、左右上臂、前臂、手指，再至胸部，前胸、后胸、腹部，腰部。练坐功时放松到臀部，练站功时要放松到两足。经过一段放松功的锻炼，各部位肌肉关节随意念所指而能轻易地松弛后，即可进行呼吸锻炼。开始时可随自然呼吸默念"呼"和"吸"词，然后逐步地默念"吸"词同时吸气，将气吸至小腹脐下丹田处，停留数秒，再默念"呼"词，将气缓慢地呼出，如此以意领气周而复始，使之变成均匀、缓慢而深沉的呼吸，也可将气按经络路线向全身运行。开始练功时如不易做到放松，也可用录音机播放放松训练程序的录音来促进全身各部位肌肉的放松和呼吸的调整。

4. 开始练功时入静比较困难，不能急于求成。从默念放松或默念呼吸开始，都可以促进入静，当练功时不再出现精神上的紧张，四肢处于松弛状态，则可以默念转到意守，再从意守进入万念屏除忘我的境界，达到高度的入静。

5. 每次练功完毕，必须按顺序将意念、呼吸和姿势逐渐恢复到原来的自然状态，然后起立，散步片刻，再进行日常的规定活动。

6. 练功时间一般在早上、晚上环境安静时为宜。如条件许可白天也可加练1次，1日3~4次，每次约30分钟。每日练功次数和练功时间可按情况增加减少，灵活掌握，但必须持之以恒。

三、气功分类法

气功，古称吐纳、调息等。它是祖国文化遗产中具有民族传统特色的一种医疗保健活动。气功的分类按人体内在作用，分为内功和外功；按人体活动的形式，分为动气功和静气功；按外部负荷作用于人体的形式，分为硬气功和软气功（也称轻气功）。内功以练静为主，主要用于防治疾病。外功则以练动为主，主要用于强身治病，也用于武术技击防卫。硬气功主要通过运气、闭气和高度意念集中而作出力量过人的表演，如头撞石碑、腹托千斤、手折钢筋等。当然，平常我们所讲的气功疗法，主要指内功和外功而言。它一般是通过姿势（形）、呼吸（息）、意念（神）三方面的锻炼，达到调整机体内部功能、提高抵抗力和免疫力、修补再生能力和对环境的适应能力，以达到治病保健的目的。

四、气功练习侧卧法

一般采取向右侧卧，头略前俯，右臂弯曲在身旁，手放在离头约2寸处的枕头上，掌心朝上。左臂自然舒展，手放在髋上，掌心朝下。两腿自然弯曲，左腿置于右腿上。两眼轻轻闭合，口唇合拢，上下牙齿轻轻接触，舌自然放平。练功者侧卧定当后，即可开始练习气功。

五、气功练习动静相兼法

在动静的练法和结合上，有的以静（内功）为主，有的以动（外功）为主。但是，经验证明，总以动静相兼为好。在动与静的一般结合上，可根据年龄、性别、体质、性格、是否患病等，把动功和静功有机地结合起来进行锻炼。例如，在练完静功后接着练动功；也可早晨练静功，晚上练动功，或是在一个时期内以练静功为主，或是以练动功为主等。这些都须视具体情况而定，妥为运用。总之，只有把动与静很好地结合起来，才能相得益彰，不致有偏。

六、气功练习对象区别对待法

锻炼的时间应根据个人的体质和病情而定，总的原则不能使身体过度疲劳。集体操练也不必强求一律，以舒适为度。如有空闲时间，身心不感疲劳，可以多练，但不可勉强延长时间，留有余兴，当欲罢不能之时也可适当延长练习时间。

男女有别。如妇女在月经期间可以照常练功，但要减少意念（意守下丹田）活动，以免引起经量过多或经期延长。

七、气功练习房事控制法

治病练功者要隔绝性生活100天，病愈后要有节制，一般每月以1~2次为宜。从古至今练功者都重视这点。

八、气功练习呼吸调整法

用鼻自然呼吸，比平常稍慢稍深一些，但快慢深浅要均匀平稳，还应将呼吸调整得细一些，以呼吸时听不出声音为度。总的要求是：匀、稳、细。

九、气功练习默念字句法

默念字句可使练功者顺利进入练功状态。默念字句，一般由 3 个字开始，可逐渐增加，但最多不要超过 9 个字。常用的字句是"自己静"，"自己静坐"，"自己静坐身体好"，"自己静坐身体能健康"。与呼吸的配合。第一种呼吸法，默念第一个字时开始吸气，念中间的字时停顿呼吸（中间的字句越多，则停的时间越长），念最后一个字时将气呼出。第二种呼吸法，吸气呼气后，停顿时默念字句，念完后再吸气呼气，再念字句。

十、气功练习偏差察觉法

气功偏差是指气机失调，阴阳失衡，气机凝聚于身体某一部位而发生的各种难以自控的异常反应，常见的表现有：

1. 头痛如裹如箍，如压重物，或头部某一部位麻木难忍。

2. 感觉有一股莫名其妙的热流干扰，日夜不休，或滞留于头顶、眉心、胸腹部、腰背部等，或流窜到某些穴位，如风池、百会等。

3. 头晕、头昏、头胀，两足如踏海绵垫，或头重脚轻，终日昏昏沉沉，精神恍惚，摇摇欲倒，有的人因此而发生意外事故。

4. 胸闷，胸痛，胸口有阻塞感，食欲大减，恶心干呕；心悸，大汗淋漓，出现早搏，遗精等。

5. 杂念纷扰，焦虑不安，有的严重失眠，有的昏沉嗜睡，健忘迟钝。

6. 步态不稳，躯干晃动，左右摇摆，前俯后仰，手舞足蹈，不能自控，甚至不自主地颤动数小时之久。当练习气功发觉出现气功偏差时，应立即停止练习，找医生和气功师帮助纠正。

十一、气功练习偏差防止法

不要照书本依样画葫芦，盲目自练，而要请在气功练习方面有经验的人作指导。

不要找非正规气功师传授气功。有的人根本不懂气功原理也打着气功招牌办班、治病。如果受其欺骗，跟着练功，就很容易出现气功偏差。

不要不懂装懂盲目自练和过度紧张。在练功过程中要掌握好"大脑入静、肢体活动和呼吸调整"的要领。最后，要提醒大家的是，一旦发生气功偏差，也不要惊慌失措，区别症状的轻重，有目的地进行自我调整，或请气功师帮助纠偏，如症状严重应及时去医院诊治。

十二、气功练习偏差自我纠正法

1. 放松入静法

拉上卧室窗帘，使室内幽静，患者取卧位，宽衣松带，心平气和，全身放松，气沉丹田，以一手掌心（男左女右）贴脐，另一手覆于贴脐之手的手背上。力求呼吸自然，脑中无杂念，如一时还松静不下来，可口中默念"松－静－松静……"。如此静卧 15～20 分钟，每日一次，持之以恒，症状会逐日减轻或消失。患者切勿烦躁，否则烦则意乱，意乱则气乱，反而加重病情。

穴位按摩法：以中指指腹螺纹面顺时针旋转按摩膻中穴（两乳头连线中点）和大椎穴（位于颈后，低头时最突出的第七颈椎下），每日 1～2 次，每次 10 分钟，能使全身阴脉和阳脉畅通，乱窜之气得以归经。

2. 经络拍打法

两腿开立与肩同宽，全身放松，以手掌自我拍打，要按人体十二脉运行路线进行：从胸拍到手心（先左胸，再右胸）；从手背拍到头（先左后右）；从头向后拍至足跟，再拍到足背，然后向上经腿前、腹、胸至头面。每日自我拍打 1 次，每次轻拍、重拍（如拍衣上灰尘）各 1 周。尽量直接拍于肌肤，或隔一层内衣。古时有"周身拍打百病消"和"轻拍生癣重拍活血"之说。因此，上述功法既可自我纠偏，亦可作为防治疾病的医疗气功。

十三、学习气功理论与技术操作的意义

1. 完成机体愈合、迅速更新、组织修补性局部再造，是一个非常复杂的生物学神经系统、营养物质流、激素配置与调换、生理酶配置与调换、死伤与废弃物撤离清理、信息加赋与调试、信息节点固化与纳序等复杂多变的繁杂生理巨工程（比已知任何人造、人控工程都要复杂繁琐）。仅用一种技术介入生理干预治疗，远远不能完成所需工作的百分之一。所以中华民族的医学前辈，在鸿钧祖师的研究中就发现并嘱咐，在人工制造技术与智慧没有达到信息节（太虚）与生理分子元（可操作移动与拆卸的最小物质性基件，又叫太谷）制造与准确装卸之前，用交感神经与副交感神经共同工作生理态（名为混沌态，简称混沌）进行能量介入（气）与物质介入（精）调整，以达到生理预期修正或进化。

生理电调频、调波技术复杂难以掌握（尤其是复频、多频同时调节，更是艰难繁琐），而许多医疗操作标的又必须完成。因此总结许多应用催眠或患者自练气功的方法，帮助医疗实施时的多要素调控进行。因而学习催眠与气功，也是当下世界技术水平所能进行武当医学实施及研究所不可缺少的辅助

手段。

2. 催眠态、气功态下实施医疗手法，病人的痛苦变小，甚至近于消失痛苦。从生理调达目标或减轻病人痛苦方面考虑，掌握催眠技术、气功技术或请这方面专家共同操作（如手术辅助人员），是具有意义的。

3. 催眠对功能性诱导较好。

4. 气功对生理内环境调节——激素与生理酶调节，有比较显著的效果。

5. 质（物质介入技术）、术（手法增补与去掉某些成分）、电（生理频波调制技术与施加技术）、催眠（或气功）组合应用得好，可以完成特殊的医疗与生理效果。

第四十五节　臭氧疗法

臭氧疗法/臭氧医疗，英文名称为 Ozone Therapy ，是超氧等离子体医疗（Super – O Therapy）的旧称。

早在一百多年前，欧洲一些医生中已经出现了将氧电离用于治疗的临床实践活动。第一次报告则在晚些时候出现于 1920 年英国医学期刊 The Lancet。由于在那个时候世人对粒子物理世界的认识非常有限，这种使用电离氧的临床医疗当时被医生们称之为臭氧医疗（Ozone Therapy）。虽然臭氧医疗这种名称至今还在一部分医生当中被沿用，但其片面性已经越来越不能被大多数医生所接受，因为医学试验已经证实临床疗效并不与臭氧这种单一物质呈单纯的比例关系。

此后，"$O_2 – O_3$ 混合气体（$O_2 – O_3$ Gaseous Mixture）"等名词也相继被一些医生提了出来并在学术刊物上发表。但是这些概念都没能完整概括这种由氧电离产生的物质的特性。直到"等离子体（Plasma）"这个概念的引入，才完整、准确地概括了被定义对象的物质本质。

臭氧浴及其多方面的应用是取之自然，用于人类健康，是自然疗法的体现，与在国内外逐渐兴起的中医热相互匹配，为洗浴疗法朝着现代化、保健化方向发展提供了有利条件。

臭氧疗法能治风湿病，治病原理从中医讲，是"有邪者清形以为汗"又谓"头有疹则沐，身有阳则浴"。

通过大量的实践和临床研究证明，利用臭氧中药浴，或对药物过敏者单一臭氧浴，把水调到适当的温度，由于湿热的作用，在氧离子作用下，能引起皮肤和患部血管扩张，促进局部和周身血液循环和淋巴循环，使新陈代谢旺盛，并能疏通经络，增强经络的循环，促进经络调节功能，改善局部组织状况和全身机能，同时又能刺激皮肤的神经末梢、感官器，通过神经中枢形成新的反射，从而破坏了原有病理反射的联系。这样的反射作用，不仅对整个机体有很大的影响，而且还能增强机体的免疫力，达到了活血、化瘀、消肿、止痛、畅通的目的，使皮肤汗腺排出的有害物质被在溶液中的新生态氧杀灭和分解。以上是治疗的原理。

预防作用的原理：大家知道我们有形的机体与外环境接触最大、最多、最频繁的就是皮肤和五官，其他器官分布在体内，皮肤为人体的呼吸系统，整个皮肤有 8.4 万个毛孔有规律地扩张和开放，而人体最放松的时候，就是洗浴的时候。当皮肤接受臭氧浴时，寄生在皮肤毛细孔的各种有生命的物质，特别是有害病菌病毒，被臭氧水洗涤杀灭，切断了传播途径，控制消灭传染源，使皮肤的毛孔呼吸道畅通无阻，新陈代谢不受影响，所以说臭氧浴后身体特别舒畅和轻松。

一、臭氧浴疗法的应用范围及注意事项

1. 湿病后大部分病人胃口不好，有的是疾病本身造成的脾胃虚弱，有的是长期服用大量的西药而造成，这样的疾病适合用外治法，臭氧疗法尤其对外科疾病、皮肤关节肿胀、疖、痔、疥、组织损伤、骨折、皮肤瘙痒症、神经性皮炎、脂溢性皮炎、白癜风、手足癣、湿疹等疾病有明显的治疗效果，配合中医药治疗疗效更佳。

任何结缔组织的骨关节的酸痛，究其原因是人体内环境失去平衡，大部分受外环境的影响，不利于气运血行，造成气血滞，在局部或全身形成缺氧现象，医学上称之为乏氧，中医称谓阴阳失调。由于气滞血不通则痛而成痹，引起肿痛这种非化脓性的炎症，臭氧疗法能对风湿性关节炎引起的肿胀、疼痛起到消除作用。

2. 臭氧疗法运用广泛，可以对许多种疾病产生疗效。

3. 易学易用，经济方便，只要按设备说明去操作，绝对安全。但必须是浓度、纯度量适中的家用臭氧机，不能使用一般工业用或水族用的不纯臭氧机，因不纯臭氧机所附带的氮氧化物对人体有害，所以并不是所有臭氧机都适用于泡澡。

4. 对医源性传染有效，可谓是双优疗法，因臭氧有分解污垢、净化环境、杀菌消毒，脱臭等功能。不光是在家庭运用，也可以广泛应用在学校、医院、商场、俱乐部等公共场所。尤其是对医院的病房、办公室、治疗室更为优先适用场所，处理正常人的排泄物和衣物，

5. 医院可开展臭氧浴，减少病源携带者，这是保护健康的一大关键问题。

6. 臭氧处理的食物不仅把住了病从口入这一重要关口，而且长期饮用臭

氧水，使人体血液成弱碱性，可减少一些疾病的发生，特别是将减少风湿病的发生变为可能，调解自律神经对胃肠消化起作用，对细胞新陈代谢起活化作用。

人体很多疾病的发生和加重都与平衡失调有关，中医谓之阴阳失调。风湿病发病成因与人体内酸碱的失调有关，很多研究数字证实了这一点。如风湿病人多有关节酸痛，重者乏力、僵硬，这是体内乳酸堆积的现象。

糖尿病患者病情严重后会出现酮症酸中毒，人体内胃酸过多，会造成胃炎、胃溃疡，所有这些事实证明，人体内酸碱失去平衡，即体内的酸性增加，会出现很多病证。

二、古代氧化效应借用的方法

1. 古人向往大海，一些强化身体机能的功法用海命名。练习产生唾液，改善与增进消化酶、溶蛋酶、胶化酶等内分泌进化的功法叫"赤龙搅海"；运动平衡机能，改进平衡系统运行，进而帮助改善肝胆功能的功法叫"幌海功"；具有返还生殖功能的功法叫"返还功"，而关键肾气复苏的促进功法叫"黑龙探海"。这是因为道学研究者对重要功夫的供氧呼吸，提倡在海边完成。海边氧气充足，有活化与兴奋机体功能的作用。

2. 练习功夫中，都有强力呼吸的项目。其中吞气练习，是必不可少的锻炼。用口吞气，向下积压，就是为了加强氧化效应，成就细胞高载氧的能力，为力量暴发做体内基础物质准备。为了加强摄氧效率，提出清晨太阳光一杆高时，进行吞气封口训练（古时此时氧气转化率较高，空气较少灰尘与杂质）。

3. 治疗肿瘤练习功法中，有快呼吸锻炼、强呼吸锻炼。目的就是为了加强生理氧化反应，把肿瘤经过强载氧物质的循环冲击来进行分解消融。经过内压提高的生理挤压蠕动，正常组织细胞很快就能适应。而肿瘤细胞就会在过量刺激下发生抑制作用，或者被分解消融，而进入代谢清理通道。内压提高，机体应对身体适应高压的激素就会释放出来，这个生理物质性刺激，也是抑制肿瘤细胞的有效工具。因此氧化与内压提升练习，有一定的积极治疗意义。

但是，由于肿瘤细胞被挤压进入清理通道而运行，可以到达更广泛区域。如果配合的药物与能量信息不到位，对免疫动力不足的患者，反而可促进肿瘤细胞扩散转移。

4. 治疗癌症，也有风呼吸类型的强吸氧锻炼。目的就是为了加强生理氧化反应，把癌细胞经过强载氧物质的循环冲击来进行分解消融。只要能量与药物配合得当，提高呼吸压强效应也有助于抑制癌细胞。因为癌细胞进化时间很短，应对环境变化能力不如正常细胞。对于组织内压张力与强氧化效应，癌细胞的适应极限能力远远不如正常细胞。运用这个规律，就在环境极限条件适应竞赛中，把癌细胞淘汰或转化过来。条件是生理电能量必须充足（如果能量不充沛，药物抑制剂量又不足，就会形成急剧扩散，伴发身体高烧。高烧容易破坏大脑生理电指令信息与源码信息，就容易造成信息洗空性器官衰竭。如能补充足够的能量与能量信息，反而转化性治愈会很快完成）。

5. 印度瑜伽与中国功夫，在一定时期就要进行避光、强吸氧的功夫提升训练，传统上叫"做闭关功"。这个阶段练习时，身上不穿衣服，要保证皮肤能全部裸露在空气受到最充分的氧化，身体在没有任何阻碍情况下进行自主扩张吸氧与增压运动。这个功法进行持续一定时间，就会使身体平衡系统重新改写，重建平衡系统信息。这样身体机能与环境适应能力就会提升进化一个量级。印度瑜伽人士曾经想把这个练习方法及苦修法结合用以治疗癌症，由于不被人们理解（尤其是印度科学界理解）而放弃实施。这种方法实质还是运用载氧细胞氧化力提高、内环境压力增加，加上苦艾叶水清理体内积滞物质进一步增加清理效应，加上烤火与冷水交替进行人体温差耐力极限训练，就用环境耐受能力把癌细胞淘汰与转化。不足之处是，相当一部分人会在冷热交替耐受训练时诱发高烧，由于大脑生理信息被高烧洗空而造成器官衰竭而亡。最终这个方法被医疗应用领域所淘汰。

6. 由于练习功夫中提升腹部内压，可以致使生育能力暂时性抑制（人的精子、卵子，都要在一定的宽松环境中才能产生。当腹内压强过大时，产生精子与卵子的营养基质就会转化成其他养分分子，提供身体练习功夫所用能量物质。经过压力下移锻炼与宽松筑基练习后，人的生育能力就会返还回来）。对于不孕不育的患者，结合服用药物，就可以锻炼筑基功。练习过强力功法的人，可以练习返还功，以帮助恢复生育能力（有许多压力紧张的女工，就会形成不孕不育。而改善工作与生活状态，就会解决这个问题）。

7. 神经性耳聋，有一些人经过练习吞气运腹功（名为"吞云转轮功"）、洗髓功，就会因为脊椎神经压力得到改善，内里生理产生充盈，内压促使肌肉重新获得张力活性，而使得耳道肌肉重新启动功能，恢复正常听力。经过配合调制交流电刺激治疗，就会使恢复速度有较大的提高。

8. 练习唱歌的基本功，需要练声、练气。其中加大肺活量进行锻炼，是一项基本功。经过练习成为功夫之后，还要不断表演，不断习练，才能巩固与升华。由于加大力气运气与肌肉技巧与技术的运用，使得艺术造诣成就提高的同时，也练就一个健康的身体（由于不良习惯，吸烟、喝酒、吸毒、熬夜等，也会使身体变坏、垮掉。基本素质还是具有良好的身体功能张力及环境适应性）。借助练声吐气来习练的功法"六字诀"、"大明咒"、"龙吟虎啸功"、"哼哈功"等，就是利用全身运动，来协助吸纳氧气，加强载氧细胞活化作用的流传做法。所以练习唱戏成为肺癌手术与愈后治疗的重要活动。声能、纳氧、运动肌肉谐振，是唱歌、唱戏与练声吐气功法的要素。

三、研究的方向

臭氧疗法，是现代科技的产物。利用氧化治病与健身，是自古就有的技术与理念。所以才有那么多的应用技术与功法存在古代的各类书籍中。臭氧与传统吸氧不同，传统强力吸取自然界的氧，加上调节体内压力、生理酶、激素与能量协作干预，帮助人们健身、医疗、成就技艺。而臭氧加入人体，人在被动式调整中能成就什么？有什么利弊？都有待多年实践才能知晓。

传统吸氧练功、保健、医疗、成就身体技能的优点，要逐渐分析要素、整合要素地与臭氧应用技术进行类比。这样才能继承优点，防止弊端，成就新的应用技术。在近时期进入人们视野的疗法中，能够验实优点，站稳脚跟的技术不多。很多技术都是一时走红，弊端显现，关门走人。但是究其价值，并不是没有长处，只是要素组合不完整，弊端处理预案没有或不成熟。

这里把新的技术与理论放在前面，传统应用、隐含理论在其后，就是希望新技术能够覆盖传统技术的优点，形成一个系统有序的优良技术。

四、配合治疗的能量

1. 采用肺部护养药剂与调制交流电进行干预治疗，保证吸氧生理运用效率更高。

2. 健脾和胃，保障营养物质供应充足，为生理更新与代谢打下良好基础。药剂与电导疗法并用，协助技术发挥较好的临床效果。

3. 氧化反应下的生理改变，容易造成凝血机制能力不足。使用花生粉、花生全秧汤，补充凝血因子，保证身体得到医疗同时，让机体纳氧生理反应得到合理进化。

4. 关注研究臭氧作用免疫功能的影响情况，关注机体排异反应作用与抑制特征是否变化。为了防止这些有益功能受到影响，增加涌泉穴位与血海穴的刺激，食用具有免疫帮助作用的食品，保证这道重要生理屏障不会遭遇不利影响。

五、救急预案

具体内容可参考"艾灸疗法"。

第四十六节　色光治疗法

医学实验表明，不同的色彩对人的健康有不同的功效，如红色能直接刺激大脑的交感神经，提高血液循环，加强体内能量，促进细胞形成，增强精力；橙色对呼吸器官、甲状腺、消化器官有促进和调节作用；黄色对脾脏以外的所有器官都有促进作用，刺激大脑神经，加强内分泌功能，提高消化机能，缓解抑郁症；绿色可刺激脑下垂体，调节全身的平衡机能，促进体内的新陈代谢，消除病菌，净化全身；蓝色则刺激副交感神经，缓解紧张和疲劳，有解热、镇静、抗炎、降压、安定的作用；紫色具有刺激血管活动，缓解肾脏、降压、降温、安定、安眠的功能，被称为精神安定剂。

色光治疗是采用不同色光对人体各器官的不同作用，进行色光照射，达到治疗目的。而色彩康复中心，是以色彩理论为基础，通过色彩心理测试，了解病人内心深处的情况，利用潜意识层里的信息，结合身体状况，帮助诊断病因所在，再加以治疗。色彩心理测试的观点认为，人们每天在选择服装色彩时，是由于人体感到了对这种色彩能量的需求，于是就会下意识地选择这种色彩。人们对色彩的爱好会随时间和条件的不同发生变化，一般来说，现在喜爱的色彩，就是其身体目前所需求的能量。而色彩意念法是通过对色彩的想象，产生色彩联想，使整个身体放松、心情畅达，并运用色彩呼吸法，达到康复的目的。

这些众多色彩疗法，追根寻源，很大程度上是受阴阳五行学说的影响。我们的祖先早在几千年以前，就发现了色彩与健康的密切关系，中医的望诊，就是通过对病人脸色、舌苔色、体色的观察，诊断病情，对症下药，并总结出一套有关肤色与病状的理论，如色红者归心、色黄者归脾、色青者归肝、色黑者归肾、色白者归肺等。对于亚健康人群，利用色彩的功能和特点进行治疗，是一种有效、安全、自然的可靠手段。

五色应五行，五色诊五病，是中华医学历史资料阐述详细的知识。五色治五病，是承传技术缺失，古籍有笼统论述。究其原因，光能应用技术滞后、光能应用被劫杀而用途先行、生理进化较快而智慧进化迟滞与偏离、公众接受理念为神鬼文化所击败不能接受光色治疗等诸多原因，只能在小说的记述里从奇功异能者身上见到一斑。

一、禁忌

1. 对某些色光过敏者。就避开过敏的色光，进行其他色光治疗，并用药物替代治疗。到时机成熟（各种色光都进化加大级量），就配合药物脱敏治疗与调制交流电脱敏技术联合进行脱敏。

2. 具体应用中，应该采用九色光（九宫色谱），对色光辨识力不足的色盲、色弱人士，色光治疗应该与药物治疗并行。

3. 对待有散光、变色疾患的人，应用色光应该将光色与视觉光色轮换使用，避免皮肤与视觉效应作用缺位。

4. 色光治疗，出现失眠、头痛者，不宜继续治疗，要查清原因后再对症治疗。

二、配合治疗能量

1. 常规维护应该配合按照近视眼治疗与色盲治疗轮换进行，避免视觉治疗生理效用被抑制。

2. 增加肝胆功能的护养，药剂与调制交流电共同使用，保证色觉功能支持治疗效果的实现。

3. 补脾和胃，结合进行调制交流电的配合使用。使得皮肤活跃作用与进化能力达到治疗需求。

4. 用写色法与痛觉反馈法刺激天目穴，保障色光治疗可被采用的效果能够被写进记忆系统与检识系统。

三、救急预案

1. 对色光治疗加速视网膜色素变性的患者，要进行黑闭关训练与药物治疗。治疗 3 天后加入电信息治疗。

2. 对泪腺炎的患者，要进行牛泪腺滴注与电信息纠正性治疗。治疗中可以增加 3 天期限的黑闭关训练。

3. 天目刺激与混频治疗，对青光眼治疗效果较好。能偶用新鲜人乳做滴眼剂，配合调制交流电进行治疗，效果较好。对于糖尿病诱发的青光眼不在此治疗范围。

4. 对云翳（白内障）可以试用鱼腥草注射液滴注眼内，进行调制交流电跟位式治疗。

第四十七节　激光疗法

激光包括氦氖激光、氩离子激光、二氧化碳激光、染料激光、铜蒸气激光、红宝石激光、氢激光、倍频激光等 10 余种医用激光。它是利用光辐射作用到皮肤时所产生的热效应、机械效应、光化效应和电磁效应等原理，以烧灼、炭化、气化、凝固等手段作用于有关病变组织，使生物组织酶失活，蛋白质变性。激光祛斑就是利用激光的这些瞬间的热效应和生化效应来达到祛斑目的。因为激光疗法适用范围广、立竿见影，也被有条件的美容院所采用。

激光治疗心脑血管它可以追溯到激光用于医学治疗疾病的时间，已有四十五年的历史。主要用于眼科、心血管内科、消化内科、泌尿内科、外科手术、口腔科、耳鼻咽喉科、皮肤科等各个学科领域。

据世界卫生组织统计，目前，心脑血管疾病、癌症和糖尿病依次是我国死亡率居于第一、二、三位的疾病，因而被称为严重威胁人们生命与健康的"三大杀手"，而由高血脂和高血黏度引起的心脑血管疾病更是"三大杀手"之首。有的人也把心脑血管疾病称为"第二癌症"，但它远比癌症更令人心悸恐惧。癌症有生命的倒计时，而心脑血管疾病却不能给患者做出生命的准确预报。

一、半导体激光治疗仪的功能范畴

1. 降低血黏度

向血液注入单色低能量光量子可以提高红细胞的变形能力，改善红细胞及血小板的聚集性，提高红细胞的携氧能力，使红细胞原来的负电荷量恢复正常，相互间排斥力加大，使原来聚集成团的红细胞分散开，从而起到降低血黏度的目的。

2. 降低血脂

向血液注入单色低能量光量子可激活血液中的多种酶体，并消融分解血液中的多余脂肪，提高血氧含量，从而加速自由基清除，干扰脂质过氧化代谢过程，减少并清楚血管内的胆固醇，降低血脂。

3. 防止血栓形成

向血液注入单色低能量光量子能够降低缩血管活性物质，提高舒血管活性物质，降低血液中形成血栓物含量，有利于防止心脑血栓疾病，如脑中风、脑梗死、心肌梗死、冠心病等疾病的发生。

4. 治疗、预防高血压

向血液注入单色低能量光量子可降低血黏度改善红细胞和血小板的聚集程度。从而使血黏度降低，外周阻力减小。另外降低血脂，改善血管壁的弹性，使血压恢复正常。此外，光量子降低外周阻力、减轻心脏负荷起到平稳血压作用。

4. 健脑增记

从事脑力劳动者，每日要消耗大量的三磷酸腺苷（ATP）这种能量的主要来源必须有氧和葡萄糖的参与。半导体激光治疗仪恰恰就能提高红细胞携氧和释放能力，从而保证大脑有充足的能量来源达到健脑增记的作用。

二、半导体激光治疗仪的物理作用

激光作用于眼球，可被色素组织吸收，使光能转化为热能和光化能，造成色素颗粒的分解，引起局部脱色，色素沉着，黏连萎缩，结疤以至洞孔形成机化。激光照射小血管，其附近的色素上皮细胞可以吸收光能转化成热能，并扩散至血管使之闭塞。此外激光照射凝血块，在高温下产生气泡，有助于蛋白分解酶进入血块内使蛋白分解，并能增加吞噬细胞活力，促使其吸收。

三、适应证

视网膜脱离、中心性浆液性脉络膜视网膜病变、糖尿病性视网膜改变、视网膜血管病，眼球内积血、色素瘤及虹膜切除，青光眼滤过手术等。

四、注意事项

激光可引起被照射者和工作人员眼部损害，应采取防护措施：
1. 关注激光应用的目的，是了解当前激光制造与应用的成就。
2. 武当医学是以能量调制生物性存储与行为能量控制为关键的技术。
3. 光能生物吸纳应用与生物混融应用是人类生理与功能进化关键所在。
4. 储能节的生成与纳序是生理结构与功能进化的要素。
5. 激光与可见光之间有待挖掘（生理进化纳容频级段在此段有许多组）。
6. 光、磁生理结是生物定向突变前兆，古时用"无极生太极"名之。
7. 可见光与不可见光间也有可用光谱组。
8. 生物光电转换应开始研究（预备进化应用）。

第四十八节 综合评议

中国传统医学，除了中药技术之外，其他技术方法都可以用"能量医学"进行分类。对现行的各种医学进行分类研究，综合研究与操作应用就有了协调性的总纲。中医传承的历史过程中，因为社会浮躁与误解的原因，也由于辅助仪器与能量工具未能同步完成的原因，就造成传承中丢失了能量医学。应该把能量对于医疗、对于进化及相关知识、对于仪器与器械的制造技术都应该进行关注。用能量，安全进化与良性进化的观点研究现代科学，研究现代医学与中医学，就抓住了医学与人类科学研究的要领。提出"符号医学"

或者符号科学作为指导理念，在程序控制与状态变化向量上有重要的技术意义。站在能量与能量场的角度进行叙述相关的知识，就能把中西方文化共同接受的理念进行沟通与融合。这里所说的符号理念，指的是识别的特有程序与专有特征，不是传统迷信中所说的符号理念。

结绳扎带技术是能量与物质在生命体内统调的学问；是物质与能量交互作用交响指挥性技术；是已有医学技术的大融合技术；是医学于各种科学交会应用的方法；是人类进化科学的序曲与开场锣鼓；是中西文化在医学与科学领域中进行融合运用的粘合剂；是人类古文明质能规律研究精华与未来学嵌接与融接的催化剂；是人类深化自身与生存环境作用的向导；也是武术功夫类与古典用具类古文明产物进行挖掘与补全的机会。

人类能量识别技术严重滞后，使得现代医学技术在物质层面做研究与应用。识别能量性质、能量向矢、能量量度的技术会在逐步展开的新医学研究中得到解决。结绳扎带主导性能量技术到人类环境有着安危识别意识时再推出，就会少承受人为失误带来的麻烦。

每次结绳扎带操作完成卸去绳带后，如果没有能量调节技术可用（指生理信息的能量纠正性设备），就采用自身肌肉、呼吸在借助阳光能量的条件下，进行排空循环通道的方法，进行能量信息归零式调整。调整方法是：在阳光下坐好，面向太阳，用力把身体绷紧向着脐后丹田处收缩。然后进行深呼吸，致使前额或天目出现颜色（红、橙、黄、绿、青、蓝、紫、白、金色均可），继续进行深呼吸。直到额上颜色褪尽成为常明色；然后再继续深呼吸，至身体全部或一部分产生八触现象，就加力收紧肌肉至肌肉组织的八触消退。这样，就完成了信息在外界光能与热能条件下进行内置信息的平衡调整的生理过程。由于这些调整没有副交感神经的参与，就会产生过量排异作用，易形成皮肤表层出疹、疖、泡、疣等类的排毒堆积物、代谢残留物。用刺法或贴药，就能把代谢加速，解除皮肤症状。此法也可以用作各种疗法的能量补充方法。

第四十九节　民间验方的选用

在历史传承与环境被动实践中，劳动人民与医学工作者发现、研究与应用了许多利于取材的单方、验方、食疗方。经过武当医学研究者组频电流配合验证，进行多方试验，吸取与推荐一些能够与电疗结合应用的食疗方。

1. 艾叶熏蒸治偏头痛

将端午节采集回来的艾叶一把，加水适量放在锅内烧开，煮20分钟后端下，趁热用布蒙住头进行熏蒸。水凉了之后再加热，每次熏 2 遍，每天熏 2 次，一个星期后可痊愈。

此药汁可以浸泡绳带，进行湿带扎缠，加以热疗辅助；也可以药汁浸泡绳带后晾干，进行结绳扎带使用。

2. 按摩牙龈消红肿

先将双手洗净，用右手中指按摩右侧的牙龈，用左手中指按摩左侧的牙龈，力度逐渐加大，时间约 2 分钟左右。按摩之后，立即用白酒泡海带的药酒漱口，时间为 1 分钟。这种按摩方法还能有效地缓解牙龈萎缩。每天早晚各 1 次。刺破牙龈皮肤，排除污血，效果更好。

用碘伏液替代海带酒也可以。此法还可以在胶带封缠帮助下治疗鸡眼、刺瘊、脚垫、浅表血管瘤等疾病。

3. 按摩治前列腺炎

每天晚上上床后和第二天早晨起床前，用食指和中指按在阴茎根部两侧来回按摩，一手累了可换另一手继续进行。每次按摩 30 分钟，每次来回按摩 4 ~ 6 秒钟，按摩压力以自我感觉良好为宜。按摩后用枸树叶熬水涂抹（或洗阴茎及周围）不适处，然后用纱布轻缠半小时。坚持按摩 1 ~ 3 个月，病情会明显好转。

枸树叶浸泡布带进行阴囊缠绕，配合练习铁裆功，辅助治疗前列腺病的效果会更好。

4. 白菜根止咳化痰

白菜根 2 棵洗净，冰糖 30 克，共用水煮，喝汤。

注意：该法只可用于咳嗽、痰多病证。如果加入几片鲜姜，熬水浸泡绳带进行胸部横缠束带，每次 40 分钟至 2 个小时，效果会更好。

5. 白菜根治疗感冒

将新鲜白菜根 1 个洗净，加红糖 30 克和老姜 5 片，水煎服。每日 1 剂，连服 3 日。

用鲜姜与白菜根熬水浸泡绳带进行缠头，可抑制感冒症状。

6. 晨服苹果治胆囊炎

一老者患胆囊炎久治不愈，服用苹果偏方，病愈至今未复发。

方法是：每天清早空腹吃一个苹果，隔半小时后再进餐。一年 365 天，天天如此。注意，要连皮一起食用。

但是苹果皮不去掉连同苹果肉及核熬水浸泡绳带进行缠腰，然后用热水袋热敷绳带。治疗效果更好。

7. 吃豆腐防水土不服

到了陌生地，第一道菜应先吃以水磨制的豆腐，在一定程度上可以预防和克服水土不服。豆腐对胃肠的刺激小、易吸收，能够使肠胃慢慢适应当地的饮食，老少皆宜，是克服水土不服的理想饮食。

用豆腐水浸泡绳带进行缠脚热敷，水土不服症状抑制更快。

8. 吃葡萄治溃疡

很多人经常患口腔溃疡，常吃葡萄对治疗和防止口腔溃疡十分有效。每日吃数次，量不限，一般2~3天可痊愈。

如果用葡萄打成鲜汁浸泡绳带后轻松缠带在喉咙上，然后进行热敷，治疗效果更快、更显著。

9. 吃生葱治鼻炎

患慢性鼻炎、副鼻窦炎，可以用以下偏方：在每天吃饭时，随着吃菜同吃一些生大葱。在吃的过程中，最好在口中多嚼一会儿，有意让大葱的辣味从鼻孔中通过，这样治疗效果就会更好。

鲜葱汁浸泡纱布塞鼻孔内，一次3个小时，就可能有较好的治疗效果。

10. 吃熟苹果治肠紊乱腹泻

把1个苹果（带皮）洗净后，切成八九块，放一大碗水，用小火煮，待苹果煮烂，连果带汤吃下，每天早晚各吃1次，10天后大便成形，一个月后恢复如初。

苹果加白蒺藜煮水浸泡绳带，晾干后进行缠腹，然后进行慢跑至身上自觉潮热，会有更快的肠胃调节功能。

11. 吃芝麻治胃反酸

每次饭前吃上几口芝麻，坚持5~6天就可治好胃反酸。以芝麻叶煮水浸泡绳带，晾干后较松弛地缠腰，然后睡眠，协助治疗胃酸会更好。

12. 葱白热炒治扭伤

根据扭伤部位的大小，取葱白200~300克，用刀切碎之后再捣烂，放在锅中炒热到50℃左右的时候，取出敷在患处，并用医用纱布盖好。每天操作一次，7天为一个疗程，一般2~3个疗程就可治愈扭伤。

如果生葱白用打汁器打成汁，涂在扭伤部位再进行按摩。按摩之后涂抹蚯蚓白糖溶液。连续3天，就可以使扭伤韧带恢复运动功能。

13. 葱内膜除鸡眼

先将脚放在热水里泡15~20分钟，然后用剪刀将鸡眼周围的坏死白皮剪掉，再用带浆的葱皮擦鸡眼口周围，最后将葱内膜贴到鸡眼口上。为防止葱掉下来，可用橡皮膏将其固定住（或者用不干胶纸固定）。隔一天重复一次。

橡胶内皮用不干胶纸带固定在鸡眼处，也具有清除作用。也可以采用3天更换一次。直至鸡眼脱落。

14. 醋泡黑豆治心脑血管病

将上好的黑豆洗净，晾干，用好醋泡一个星期后即可以吃。早、中、晚空腹吃，每次 15 粒。长年坚持必有好处，延年益寿。

醋泡黑豆捣碎揉发，然后三角巾包头保湿 15 分钟后净水洗去。具有乌发亮发功效。

15. 醋治失眠方

醋 10 毫升，加一杯水中，睡前饮服，每日一次。用于治疗高血压之失眠者，饮后片刻即可入睡。

稀醋洗头，用洗头发罩戴上保湿 15 分钟，对脑压过高引起的失眠效果较好。

16. 醋煮鸡蛋治疗喑哑

用搪瓷容器盛上半斤食醋，里面加上 3 个生鸡蛋，然后煮 10～15 分钟，鸡蛋煮熟并保持沸腾。接着去除蛋壳，再煮 10～15 分钟，最后把鸡蛋连同食醋一起服下。

鸡蛋脱壳后用丝瓜络同煮，具有更好治喑哑与亮嗓功效。

17. 搓耳朵治耳鸣

每天搓耳朵至少 3 次，只要有时间就搓。先搓耳廓前部，就是靠脸近的地方 9 下，从上而下，然后是耳廓后部，也是 9 下，从上而下。搓完耳朵后，再用食指堵住耳朵孔三两秒钟，然后松开。

如果配合绳带束腿、练习爬楼梯；进行"洗髓功"练习；每天做叩齿、搅舌、咽唾液（出浊入清原则操作）的"赤龙搅海"功，就会对耳鸣、一些神经性耳聋有复聪的作用。

18. 搓腰眼疗尿频

一老者夜间小便达四五次，影响睡眠。在阅读相关书籍时发现摩擦肾俞穴（即腰眼）可治尿频，且疗效甚佳。于是，他开始照做。半年后，效果显著，白天小便次数减少了，夜间只小便一次，有时可整夜不解小便。

活动方法：晚上临睡前，坐在床上，双脚下垂，宽衣解带，舌抵上腭，调匀呼吸，收腹提肛，两手对搓发热后，紧按腰眼，用力上下搓 120 次，次数越多越好。

以布带或玉米轴放在脚底进行搓脚掌，会有更好的治疗效果。而且对辅助治疗慢性肾炎有促进意义。

19. 大葱治痢疾

大葱两根，去掉干皮和须根，生吃一根，第二天再吃一根，风寒性痢疾即可治愈。配合服用白蒺藜炒面，一昼夜就能止住风寒性痢疾。

用萹草水泡制布带缠绕脚掌至脚踝，进行按摩或拍打，半天时间就可以止住痢疾（尤其是风寒性痢疾）。此法可以作为治疗各种痢疾的辅助方法。

20. 大黄泡脚治静脉曲张

静脉曲张在合并浅静脉炎的情况下，每天坚持早晚两次用大黄泡脚 20 分钟，半月即可有明显效果。而完全静脉曲张，尤其是症状比较严重的时候，只使用大黄效果不佳。

在运动（主动式运动、被动式运动均可）至鬓角见汗之后，用楝树根水泡制过的布带打绑带式把静脉曲张的皮肤包裹起来，然后再用温热的大黄水泡脚，就会有很好的治疗效果（治疗后进行电疗、磁疗较好）。

21. 大蒜按摩可治感冒

取紫皮大蒜切成片状，在百会、太阳穴、风池、迎香、合谷诸穴位按摩 5 分钟，然后在脚下涌泉穴按摩 15 分钟，可治感冒。感冒初期用此法效果佳，重感冒应配合吃药。按摩后穴位表面皮肤形成大蒜薄膜，应保持 4 小时再洗净。

在脊背进行绳带缠绕，然后进行电疗头面部与上腹部压痛穴位，就可能 12 小时内抑制感冒症状。

22. 大蒜可治牛皮癣

把大蒜放些盐捣烂如泥，敷在患处，用纱布盖好并用胶布固定，每天换新蒜泥一次。一段时间后牛皮癣便可以消除，患处只留下一块深色的斑印。

用深海鱼油与加了冰片的深海鱼油交替涂抹牛皮癣患区皮肤，再配合调制交流电的电弧法刺激涂抹鱼油的皮肤，很快就能换皮接近正常皮肤。

23. 大蒜能治瘊子

某人脸上长出一颗小米大的瘊子，后渐渐长到绿豆那么大，将蒜瓣切成小块，用以擦抹患处，先是瘊子表面出现干痂，最后竟至完全脱落，患处光洁如初，未留任何痕迹。

用涂过油的带子或胶纸带固定香蕉内皮做辅助治疗，瘊子脱落更利落。

24. 大蒜治烫伤

取鲜大蒜捣浆。用时先将患处用大蒜汁液擦拭，后用蒜泥敷。较重者第一天可换药 2~3 次，以后每天 1 次，共治疗 5~7 天。此方治疗轻度烫伤，疗效明显。

用虎杖熬水兑半量白酱油在第一时间滴注轻度皮肤烫伤区域，4 小时后与庆大霉素注射液涂抹患处，轮流医治 3 天左右就能结痂换皮完成，使皮肤功能与色变接近正常皮肤。

25. 大枣绿豆治瘙痒

取大枣 20 枚、绿豆 100 克、猪油一匙、冰糖适量，加水共煮至绿豆开花即可服用，每天服一剂，分次服下，一般服药 3 天即可减轻瘙痒感，10 天内痊愈。

另外用①冰片芦甘石凡士林膏；②芝麻花薄荷油剂；③冰片花椒油，选择一种涂抹纱布之上，覆盖发痒皮肤处，就能帮助解毒止痒。

26. 碘酒治好灰指甲

一人患灰指甲，指甲与肉完全脱离。医生告诉用碘酒涂擦。先将患甲剥掉，然后用碘酒涂擦，每天 3~5 次。一个月后，有白皮的指甲慢慢变成红色，指甲也慢慢长好了。

用碘酒棉外缠带固定在灰指甲部位，会增加痛苦，但也会增加正常组织生长速度。用电疗配合刺激相关紧邻皮肤，会加速痊愈。

27. 独活鸡蛋治眩晕症

独活 30 克，鸡蛋（最好是红皮的鸡蛋）6 个，用水同煮。待鸡蛋煮熟时，把鸡蛋取出，把壳敲碎，再放入药锅（最好是铝锅）煮 15 分钟，去汤、去渣，吃鸡蛋，一次吃 2 个，每天 1 次，每剂吃 3 天。轻者 1 剂即愈，重者吃3 剂。

用薄荷水浸湿带子缠绕眼部。每次缠绕停留半小时。可以加速止住眩晕，头脑复苏清醒。

28. 风油精能治脚气

每天睡觉前用温水洗脚后，用棉签蘸适量风油精涂于患处，一般连续使用 5 天，就能基本达到止痛、止痒的作用。如果伴有水疱，应先用针将水疱挑破，再用风油精。

用 50℃~70℃的水烫脚（以手能忍受温度为准）10~20 分钟，然后用明矾水泡制的带子分别缠绕双脚，进行睡眠 30 分钟。治疗脚气一次可愈（少数人需要半月后再治疗一次）。

29. 蜂蜜泡大蒜治哮喘

用春天起蒜时的嫩蒜 60~90 头洗干净，用蜂蜜浸泡封好后保存 6 个月。等到秋冬时打开食用，每天吃一头。坚持服用一段时间后，病情会缓解或好转。

用肥皂水灌肠后再用净水冲洗，然后用庆大霉素注射液 30 毫升灌肠。结合背部缠带与电疗华盖、璇玑、膻中、上脘等穴位。治愈 3~5 天即可恢复健康状态情况。

30. 蜂蜜治病五方

（1）治高血压眩晕：蜂蜜 10 克，温开水化开冲服，每日 1~2 次，长期服用更佳。可以在头部缠带协助治疗，加上电疗治愈速度更快。

（2）治痢疾：每日每次用冷开水冲服 40 毫升蜂蜜，最好在饭前 1 小时或饭后 2~3 小时服用，成人每日 3 次，小儿用量酌减，婴儿用量控制在 30 克，混合在稀粥、牛奶或豆浆中喂服。

萆草水泡脚配合效果会更好。

（3）治低色素性贫血、头晕失眠：每天早晚用鸡蛋 1 个，开水冲熟后，加入蜂蜜 30 克服用（最好用深色蜜，置瓷盅内隔水蒸 8~10 分钟备用）。

全虫、天麻、紫河车各 10 克熬水饮服，取 10 滴药汁，滴入内眼角（各分数次）1~3 滴／次。配合绳带缠绕效果会更好。

（4）治咽干口燥、手足心热：大梨一个挖孔，蜂蜜 50 克放入其中，蒸熟食之，一日 2 个，连服数日即可。

丝瓜络、橘络、西瓜皮各 50 克，冰片 1 克。加蜂蜜熬水浓缩成 500 毫升糖浆。每日 2 次，每次 3 毫升糖浆漱服。配合细绳缠绕手大指第一关节。治疗慢性咽炎有较好的协助作用。

（5）治疗气管炎：2 个鸡蛋用香油煎，倒入 1 两蜂蜜，5 片艾叶。煎至鸡蛋外表有轻微金黄色，下火食用。7 日一疗程。

木瓜冰片熬水浸泡绳带，晾干缠绕胸背。然后用吹风机吹绳带处。每次 30 分钟。协助治疗慢性支气管炎。

31. 蜂蜜治高血压

用蜂蜜 100 克，黑芝麻 75 克，先将黑芝麻蒸熟捣如泥，放蜂蜜搅拌，用温开水冲化，每日分 2 次服用。每日早晚各一杯纯蜂蜜水，会使血压趋于正常。

花生全秧 3 棵，香蕉把 3 个，绿豆花 15 克，熬水 7 碗，每日分 7 次服用。配合吹风热疗治疗血压高。

32. 蜂蜜治青光眼

急性青光眼病人，可服蜂蜜 80 毫升，一日分 3 次服完；慢性青光眼、眼压持续偏高者，服蜂蜜 50 毫升，一日分 3 次服完，几天后可使症状缓解。因蜂蜜是一种高渗剂，服后能使血液渗透压升高，以吸收眼内水分，降低眼压。

人乳汁滴眼，进行电疗配合，治疗青光眼有较好的疗效。

33. 桂圆壳炭可止血

桂圆若干，食肉后将壳、核晒干，入锅炒成炭，捣碎后筛之，将其粉灰装入瓶内备用。一旦家人出现手脚外伤，敷之有奇效，愈后无痕迹。

用桂圆炭与凡士林调制成膏，涂抹外伤处包扎绷带，进行电疗，止血生肌更迅速。

34. 含服蜂蜜除口腔溃疡

用勺子舀一点纯净蜂蜜，直接涂抹在患处，让蜂蜜在口中保留一会儿，然后用白开水漱口咽下，一天 2~3 次。

蜂蜜含有肾上腺皮质激素样物质和抑菌素，有较强的抗菌、消炎、收敛、止痛作用。含漱蜂蜜水有利于口腔黏膜上皮细胞的修复，促进溃疡面愈合。蜂蜜与茶叶冲泡含漱效果也佳，一般 3 日内疼痛消失，溃疡面缩小，3~5 日愈合。

35. 喝醋加蜂蜜水治老年斑

每天早上空腹喝一碗醋加蜂蜜水。方法：先用凉白开水将一汤勺醋加一汤勺蜂蜜搅匀再加些热水，最少喝一小碗，多了不限。坚持半年见效。

把醋与蜂蜜液涂抹纸上，贴于有老年斑的地方，消斑速度更快。

36. 核桃黑芝麻桑叶治失眠

核桃仁、黑芝麻、桑叶各 50 克。捣烂如泥，做成丸，每丸 3 克。每次服 9 克，每日 2 次。适用于失眠较久的人。

酸枣仁加芒硝、冰片（9∶3∶1）熬水，浸泡绳带。缠在手掌部位。进行甩臂活动至微热最好，这样可帮助睡眠。比仅靠服用药物好。

37. 核桃仁能治疗便秘

每天早饭前服用几颗（块）洗净的核桃仁，或闲时随嚼，也可用豆浆一类滋补饮料冲服，能治久治不愈的便秘顽疾。

用大黄、决明子、冰片（5∶5∶1）熬水泡脚。用熬得药水缠绕双脚，有助于通便润肠。

38. 核桃仁治胆结石

香油（芝麻油）500 克，核桃仁 500 克，冰糖 500 克，装盆，上锅蒸（冰糖化为止）。蒸好后分九份，每天服一份。

配合服用猫须草、大葫芦水，加上大黄熬水泡脚，会更快排石。

39. 黑木耳瘦肉生姜治脑血栓

黑木耳 10 克，瘦肉 150 克（猪牛羊肉均可），生姜 3 片，大枣 5 个，以上三味用 6 小碗水，放砂锅中煮，待煮 20 分钟后加入少许食盐，不要再加其他调料。每日服一次吃肉喝汤。一般患者服用 4～5 天即愈。

服用黄芪、丹参、花生全秧水，用伸筋草水浸泡绳带缠绕四肢，效果更好、更快。

40. 红花治骨刺

将 50 克红花浸泡在 500 克米醋中，一周后便可用来涂擦患部，使其软化、消除。如果严重者，多制作几次使用，效果更佳。

在压痛点上点涂白醋和面粉的糊，用绳带覆遮，疗效更佳。

41. 红薯粥可治老年便秘

用大米、小米各 2～3 两，加红薯 4～7 两，熬成红薯稀饭，晚饭前后食用，翌日早上，大便即可缓解，收效之速，胜过医药，且可常食，无副作用。

吃一段时间的红薯，便秘可以消失。

大黄水滴鼻，一次一鼻滴一滴。效果更好。

42. 呼气可缓解偏头痛

偏头痛症通常是由于大脑供氧过量引起的，当偏头痛症刚发作时，拿一个圆锥形的小纸袋或小塑料袋（最好不透孔），将袋子开口的一头捂住鼻子和嘴，用力向袋内呼气，以减少大脑的氧气，反复数次后，偏头痛症就会缓解，以致最后消失。

用红麻子煮水洗头或手帕沾药水缠头配合治疗，效果更好。

43. 槐花蜜治鼻窦炎

仰头，用棉签蘸取蜂蜜，顺着鼻孔滴进去，可多滴几滴，然后用手指轻轻按揉鼻子两侧。过一会儿，鼻子就通气了。每天可滴两三次，四五天就可痊愈了。

薄荷油、姜汁浸带缠头。缠绕脚弓处，感觉轻微发凉或无感觉为最佳状态。头、脚分缠，可以加强宗气冲虚洗浊的作用。

44. 黄芪治早搏

取黄芪 15 克放入杯中，加入热开水 200 至 300 毫升浸泡，随泡随服用，反复冲泡至水淡为止，每日 1 剂，连服 5 日为 1 个疗程。如能坚持服用 1~2 个疗程，常能收到消除早搏的效果。

用胶布将冰片 10 毫克贴在背部灵台穴（或贴在附近的瘊子、脂肪节、皮疹瘢处），一昼夜一换，贴至皮肤起水泡、发白（或瘊子脱落、疹子起皮、脂肪节脱落）即可停止。有胶布过敏者可改用凡士林冰片膏涂抹。

45. 藿香正气水治日光性皮炎

夏季紫外线强，皮肤暴晒过度会引起日光性皮炎。这时，可以用藿香正气水涂抹患处，即可消除瘙痒。

用木耳菜加冰片（10:1）捣烂，涂抹在紫外线破坏的皮肤处。一日一次。连续 1~3 个月。配合每分钟 90 次频率交流电对皮肤抗紫外线照射进行治疗，有增进皮肤抗御紫外线的能力。

46. 鸡蛋壳治胃病

将干净的鸡蛋壳打碎，放在锅内炒焦（成黄黑色），然后研成粉末吞服，每次约 3 克，早晚各一次，对治疗胃痛、胃酸过多、胃及十二指肠溃疡很有效果。

龙葵牛蒡草（各 10 克）熬水泡脚，然后打绑腿慢跑 3 分钟。配合前面治疗，适应人群更广。

47. 鸡蛋竹叶汤治气管炎

每天早晨将一个新鲜鸡蛋打入碗中，搅匀后备用。先将竹叶洗净放在水中煮，煮沸后把竹叶捞出，然后将烧开的竹叶水冲入准备好的鸡蛋中，用碟子盖好，闷上一会儿即可，每天早晨空腹服用一次。蛋中不要放任何调料，尤其是盐。坚持服用 15~20 天，对慢性支气管炎会有效。

结合每日穿一小时姜汁浸泡烘干的背心，效果更加显著。

48. 芥末面治前列腺肥大

将芥末面用米醋调成糊状，摊在塑料纸上，成为比碗口大些的圆形。一小袋芥末面，可分4次用。然后把臀部尾闾（尾骨端）上部擦拭干净，再将摊好芥末面糊在尾闾往上的部位上。每日换一次即可。

配合枸树叶水洗阴囊，治疗效果更好。

49. 芥末治脚裂口

用40℃左右的温水洗脚，泡10分钟左右，然后擦干，用温水调好芥末，浆糊状，不要太稀，用手抹在患处，穿上袜子，以保清洁。第二天再用温水洗脚，再抹，2至3次即愈。

六月天，用香油擦拭裂口处皮肤后，再用桐油刷上一层。等皮肤自己蜕皮、换皮。配合上法治疗不易复发。

50. 韭菜膏治跌打损伤

韭菜半斤，洗净切碎捣成韭菜膏敷在患处。一般连敷3次就能痊愈。

葱白打汁涂抹跌打损伤处，配合电疗，对韭菜疗伤有加速愈合作用。用蚯蚓白糖液涂抹后做电疗，效果也同样加速痊愈。

51. 韭菜粥治尿频

将淘洗干净的大米100克煮成粥，然后加入切段韭菜60克，熟油、精盐同煮，熟后温热服用，每日2~3次，有温补肾阳、固精之功效，可治疗肾阳虚、遗尿和尿频。

枸树叶水洗泡阴茎、阴囊，配合前述方法治疗尿频疗效更快。

52. 卷心菜蛋壳陈皮治十二指肠溃疡

方一：取新鲜卷心菜适量，洗净后绞取汁200毫升，炖温后，饭前饮服，每日2次，一般连服7天即有明显效果。

方二：鸡蛋壳粉90克，陈皮30克。将鸡蛋壳洗净微炒，陈皮微炒，共研成细粉，每次服3克，每日3次。

用海螵蛸与萆草（海螵蛸10克，萆草叶1片）熬水洗脚，缠带进行运动15分钟/次，会有更稳定的效果。

53. 咳嗽对症吃水果

气喘、喉咙痛、多痰，除了对症吃药外，水果也有意想不到的功效，能帮你减缓咳嗽的症状。

咳嗽时伴有气喘，或干嗽无痰时，可以吃点杏。此外，干咳时，吃点香蕉或菠萝，效果也不错。

如果咳嗽时伴有喉咙痛，就属于炎症性咳嗽，不妨吃点橘子。

处于发病初期或久咳多痰者，可以吃点梨，加入川贝母、冰糖将梨蒸后食用，效果更佳。还可以吃点枇杷。

配合石膏水浸泡后干制绳带束胸，效果更稳定。

54. 快速除牙痛验方

取大蒜适量捣烂，温热后敷在痛点上可以缓解牙髓炎、牙周炎以及牙痛等症状。

把味精与温开水按 1∶50 的比例化开后，口含味精溶液一会儿再吐掉。这样连续几次，坚持 2 天牙痛就会消失。

牙痛的时候可以切一片小生姜咬在痛处，必要的时候可以重复使用。

取白酒 100 克放在杯中，再加食盐 10 克，搅拌，等食盐溶化后烧开。含上一口在疼痛的地方（不要咽下去），牙痛会立即止住。

配合刺割牙周包快，碘伏涂抹刺割皮肤处。治疗牙痛更持久，不易复发。

55. 葵花根治尿失禁

葵花根须适量，洗净，加水煎、熬至半小碗时，倒出加红糖半小勺。温服，每日 1 剂，可治疗尿失禁。

小麦苗鲜汁加入少量柳木炭粉，饮服加外敷脐效果更快。

56. 葵花盘治前列腺炎

取向日葵盘（干）3 克，用凉水洗净放入杯中，水开沏泡，随喝随沏。饮此水当天见效，尿频、尿急、尿不尽、尿痛症状消失；3 天后夜尿清澈不浑浊；连饮 5 天，就可治愈前列腺炎。

配合枸树叶水泡制绳带缠脚运动至鬓角见汗，会有更好的治疗效果。

57. 老陈醋可治骨质增生

用老陈醋搓揉患处，不仅有消炎止痛的效果，还能起到软化骨刺的作用。对人体新生的骨刺同样有软化的作用，且不会使老骨头受到影响。如果将一块干净的纱布用陈醋浸湿敷于患处，再用热水袋给局部加温 20～30 分钟，效果更好。在用老陈醋治疗的同时，不宜与其他中药混合使用，因大多数中药都含有生物碱。

用老陈醋湿敷后，最好以绳带缠绕腰部，进行轻度、缓慢地旋转腰肌，使得湿敷渗透而代谢的钙化脱落物彻底被运送与清理。

58. 老醋花生降血压

花生在我国一直是很受欢迎的食品，每天吃 10 粒老醋花生，对高血压和冠心病有一定的辅助疗效。

做法：将花生仁煮熟冷却后，放在有盖的玻璃器皿中，用优质食醋浸泡 8～10 天，就可以做成老醋花生。

用七七芽加芒硝（各 30 克）熬水泡脚，再用水泡制带子进行缠膝关节上进行散步（散步结束卸去带子），会增加疗效。

59. 两招治牙痛

叩——固齿。每日早晚各一次，每次 3～5 分钟。叩时用力发出响声。

咬——防、治牙痛。大小便时尤为重要，最好平时经常咬（即所谓咬紧牙关），也有好处。

下颚缠带，致使牙床起包，刺挑之后，用碘酒敷疗。

60. 柳树叶治慢性胆囊炎

柳树叶可入药，有消炎、解毒、利尿的功效。春天柳树发芽后采集，制成茶叶，天天饮用，能治胆囊炎。

用带子束绑承山穴至委中穴，然后双腿并立旋转（正反旋转大致相同即可）。每天 1~3 次，可以加强胆囊自身的清理。

61. 柳叶能治脚气

脚趾缝溃烂时，摘几片最嫩的柳叶，将其搓成小丸状，夹在脚趾缝溃烂处，晚上夹入后再穿上袜子，以防滑掉，第二天就可见效，3 天脚气即可治愈。脚气大面积发病时，可将嫩柳叶一把加水煎熬，然后用煎熬的温水洗脚，也可以起到立竿见影的效果，脚气 3~5 天即可痊愈。

62. 竹叶水降压

取鲜竹叶 300~500 克，切碎，加入水 1500 克，花生秧 50 克，煮沸 5 分钟，下火，冷却饮用，每天早晚各饮一杯，坚持一段时间，血压便会下降。

脊背胆腧穴涂抹竹叶鲜汁溶解冰片，凡士林调制成的膏，外用带子缠绕包敷。会有更快的疗效。

63. 芦荟白酒蜂蜜枸杞降压

取鲜芦荟叶 400~500 克，切碎，加入低度白酒 1500 克，蜂蜜 500 克，枸杞 25 克，泡上两个星期饮用，每天早晚各饮一小杯，坚持一段时间，血压便会下降。

64. 芦荟解除肛门痒

芦荟有消炎杀菌的功效。早晚洗净肛门后，取一小段鲜芦荟，削去两边的刺，从中剖开，用带汁的部分擦肛门及周围，连用 3 天就不痒了。

用使君子、楝子各 30 克熬水，浸泡三角内裤，进行晾干。连续 3 天穿着这种内裤，会有助于抑制细菌或寄生虫（如蛲虫、寄生虱等）。帮助解决其他情况下的肛门痒问题。

65. 芦荟冰糖治咽炎

取芦荟叶 2~3 片（大的 2 片或小的 3 片），用清水洗净，切成小段，放入锅内。加水（1~2 碗）和冰糖适量（以甜为度）共煮沸后 10 分钟，用纱布过滤，去渣，取其液当开水喝，2 天见效，5~7 天痊愈。

手大指内甲角三棱针刺出血，用冰硼散涂抹出血处皮肤，包上带子固定与轻微限制血液流通速度。会对咽炎痊愈有加速作用。

66. 芦荟可消炎，用时应慎重

感冒发烧后引起咽喉发炎，红肿疼痛，取鲜芦荟 1 片（以种植 1 年以上者最佳），去外皮，把茎肉切成细粒，放入碗中，加入冰糖或蜂蜜。然后，放入微波炉中加热2分钟，取出连汤带渣一并食用。重症者可连续服用2~3天。

提醒：芦荟能泻下通便，对于平时脾胃虚弱、食少便稀之人及孕妇忌用。

泻下时肠胃不适或无食欲，就龙葵红糖打粉贴脐。

67. 芦荟汁液治瘙痒症

具体方法：取芦荟叶（新叶老叶均可），切一段3~4厘米长短，然后剖成2瓣，用叶内流出黏液的一面擦患处，可立刻止痒。

用使君子、苦楝子各30克熬水泡制带子，进行瘙痒处缠带，慢跑10分钟。

68. 绿豆红枣治贫血

取绿豆和红枣各50克，加水2000毫升，放火上煮。待绿豆熬成泥状时，加红糖服用。每天一剂，15天为一个疗程。持续服用2~3个疗程有疗效。

用金不换与麝香粉贴于脚心，会有更好补血效果。

69. 马齿苋治溃疡性结肠炎

鲜马齿苋30~60克煎水1碗，冲入捣烂大蒜泥10~15克，过滤得汁，酌情适量加糠，1日2次食用。

冰片芒硝粉贴于脚心可助益疗效。

70. 牛黄降火分虚实

根据不同的表现分为心火、胃火、肝火等。心火有虚实。虚火表现为低热、盗汗、心悸、心烦、失眠、健忘等；实火表现为反复口腔溃疡、小便短赤、心烦易怒等。胃火也有虚实之分。实火为多食善饥、上腹不适、口苦口干、大便干硬；虚火则为轻微咳嗽、饮食量少、便秘、腹胀、舌红少苔。

所以不同的火要用不同的药。眼睛干燥、咽疼、腰酸腿疼等，可服六味汤和六味地黄丸来滋阴降火；便秘、口干等，可服牛黄解毒丸来清热解毒。当小便黄、舌头尖疼、口腔溃疡时，服"导赤散"降心火；眼睛胀痛、两肋胀痛、口苦、小便疼时，要选"龙胆泻肝汤"清肝泻火。

把刺割疗法与电能量疗法适当配合治疗，会有更快疗效。

71. 偏方解除牙痛

牙髓炎、牙周炎牙痛：将大蒜捣泥，温热后外敷痛处。

虚火牙痛：冰糖100克，清水一碗，放入锅中煮成半碗，一次服完，每日2次，具有清热退火止牙痛之效。

风火牙痛：白菜洗净捣烂用纱布挤汁，将菜汁滴入牙痛处，数量少许不宜多。

蛀牙痛：味精与温开水1:50溶化后，含漱后吐出，连续数次，牙痛会减轻或消失。

消炎止痛方：陈醋120克，花椒6克，用水煎开放凉，含漱数次可消炎止痛。

配合下颚缠带练习深呼吸，再使用牙床按压痛点刺割，会有更为久远的治疗作用。

72. 偏方巧治感冒

在夏季，人们会常常感到恶心、呕吐、腹泻、口渴欲饮、困倦乏力等症状，此症属夏令暑湿感冒，治宜疏风清暑化湿。方用西瓜番茄汁：西瓜取瓤去籽，用洁净纱布挤取汁，番茄用沸水冲烫，剥皮去籽，用洁净纱布挤取汁，两液合并，代水随饮，效佳。

以薄荷油溶解冰片至饱和，湿润带子，缠在额头，有助于疗效。

73. 苹果治牙龈发炎

吃熟苹果可治嘴唇边生热疮、牙龈发炎、舌裂等内热现象。其方法是：将苹果连皮切成6~8瓣，放入冷水锅内煮，待水开，即将苹果取出，连皮吃下。每天1次，每次1个，连吃7~10个可愈。此法还有通便的功效。

74. 蒲公英治鸡眼

先把脚洗净，趁湿用剃须刀片削掉鸡眼顶部，直到能看到里边的竖丝为止，剜一棵蒲公英，将根部冒出的白色浆液涂在鸡眼上，两三天鸡眼便慢慢向外脱落，一周便脱落干净。

用绳带缠绕固定新鲜蒲公英泥于鸡眼、刺瘊、脚垫处，会加快疗效（皮肤过敏者禁用）。

75. 敲头治头痛

常用一只小空瓶（或小橡胶锤）敲打头部（百穴之汇的百会穴处），可治老花眼、偏头痛。

艾叶、松叶、柏叶熬水洗头，用熬制的水泡制带子，晾干，缠于头部，进行适量运动至鬓角见汗（或自觉身体潮热），有助于疗效。

76. 茄皮蜂蜜治牙痛

将茄皮切碎置于勺子里，放在旺炭火中慢慢将其烧焦变黑，冷却后再用手捻成粉末，装瓶备用。用时取适量粉末以蜂蜜调糊，用棉球蘸上塞入患处，10分钟后痛减，30分钟后牙痛消失。

77. 茄子根酒治风湿性关节炎

茄子根90克，白酒500毫升，将茄子根浸白酒中，密封7天后即可饮用。每次25毫升，1日2次。

用姜与伸筋草熬水泡制带子，晾干，缠于关节疼痛处，进行运动、电吹风，两法轮换操作。有汗停止操作。

78. 三七洋参散治前列腺增生

取田七（三七）、西洋参各 15 克，分别研粉混匀。每次用温开水冲服 2 克，每日 1 次较长，小便点滴而出者每日 2 次，15 天为一个疗程。一般 2~3 个疗程即可痊愈。

79. 生姜红枣治胃溃疡

夏季，生姜可以用于治疗消化性溃疡，虚寒型胃炎、肠炎以及风寒型感冒。

因感受风寒或饮食生冷而导致溃疡病发作的患者，可用生姜 50 克煎水喝，每天分 2 次服用，直到疼痛、呕吐、泛酸等症状缓解。对于未发作的病人来说，可用生姜 3 片加红枣 10 枚煎水服，每日 2~3 次，2 周为 1 疗程。

患有肺炎、肝炎、肺脓肿、肺结核、胆囊炎、肾盂肾炎、痔疮以及夏季伴有疖疮、痱子的病人，不宜长期大量食用生姜。

用龙葵果与山楂打成汁，饮服加肚脐敷药。疗效更快。

80. 生姜治外痔

用生姜直接涂于局部，一日数次，睡前再涂一次，或用纱布蘸取姜汁直接敷于痔疮患处。

大黄、冰片粉，用凡士林膏调和。药膏涂抹在肚脐与肛门处，疗效更稳、更快、更经久。

81. 生绿豆汁治感冒

夏季，人们容易感染"热感冒"，大家可以试试喝生绿豆汁治感冒。

方法是：取生绿豆 100 克左右，放在蒜臼中捣碎，然后用开水冲服。服前可滤去豆渣，喝时可加适量白糖，每日 2~3 次，一般服用 2 天即可痊愈。

此类感冒必须是热性感冒。如果是病毒性感冒、过敏性诱发感冒、虫咬感染性并发感冒等，用喝生绿豆汁的方式就不会有抑制作用。

为了配合治疗，可以用调制交流电进行免疫调节，来根据情况判断是什么原因的感冒，来帮助进一步检查治疗。

82. 生丝瓜治疮疖

取一根生丝瓜切片，敷在患处，然后用纱布或胶带固定好，每隔 4 小时左右换一次新的丝瓜片，几天时间疮疖就可痊愈。

以芦甘石、冰片、硼砂、甘汞各 3 克，用蛇油调制成膏。每次取少量药膏涂抹在患处进行电弧刺激皮肤，加强治疗效果。

83. 食醋能治大便干结

每天早上空腹饮一汤匙醋（最好是陈米醋），然后紧跟着饮一杯温开水，可治大便干结。

现代医学研究表明，陈醋含有多种氨基酸和多种对消化功能有帮助的酶类及不饱和脂肪酸，它能促进肠道蠕动、调节血脂、中和毒素，维持肠道内环境的菌群平衡，治疗习惯性便秘，且没有毒副作用。除了早晨空腹服醋以外，便秘者也可以在每餐汤菜中放少许陈醋，不仅能使汤菜味道更鲜美，而且能治便秘。

大便干结严重的人，可以加入些用芝麻油炸过的决明子，帮助润肠通便。也可以在尾闾穴处贴冰片粉薄荷油调制的药糊，用胶布固定刺激相关神经，帮助润肠通便。

提倡配合做运动，吃长纤维蔬菜，帮助排便。不提倡依赖药物，可以借助食疗、手法医疗、能量医疗等外因进行帮助排便，也需要锻炼自身功能，把生理代谢尽量调节到较为正常的状态。

84. 食醋能治灰指甲

有一老者，右手中指、食指患灰指甲 5 年多，他听说食醋能治灰指甲，就开始用食醋泡，一天一小时，10 天后就看到长出新指甲，一个月后食指就好了，但中指没好，又泡了一个月，就痊愈了。

用食醋泡红杏肉，把泡过醋的红杏肉晒干，加些灰黄霉素，用凡士林调制成药膏，进行涂抹患处，可以加速刺激生长新指甲。

85. 食物治疗痱子四法

（1）韭菜根 60 克，去泥洗净，水煎服。

（2）冬瓜切片，轻涂患处。

（3）鲜萝卜汁擦患处。

（4）痱子初起时，用鲜苦瓜叶汁涂患处。

痱子起泡破皮时，可以涂抹庆大霉素注射剂药液于痱子所在皮肤处，可帮助消炎、止痒、换新皮。一般 2 天即可痊愈。

痱子破皮流水，形成溃烂时，要用阿昔洛韦药片溶解于蒸馏水中，进行患处涂抹。要经过 3～5 天时间来进行消毒、换皮。

86. 水洗缓解早期白内障

将水倒入脸盆，脸浸在水中睁开眼睛，眼球上下移动 3 次，左右移动 3 次，向右回转 3 次，向左回转 3 次，连做 3 次。每天最少 2 次，早晚各做 1 次。

早期白内障，用鱼腥草注射液滴入眼睑内，要求病人自己旋转眼球 1 分钟。再次滴注，再次活动 1 分钟。如此 3 遍。然后进行阿是穴电疗刺激，再进行药液滴注，闭目休息 20 分钟。就可进行日常活动。连续治疗 10～30 天，白内障也可能消融。

87. 蒜辫子治尿频尿痛

将 30 厘米左右的蒜辫子用水清洗干净，剪碎放在锅里，加水适量，煮

10~15分钟，然后把煮好的水倒入小桶或是盆里，待温，熏外阴10分钟，上下午各一次，一般3~5天痊愈。

配合饮服小麦苗鲜汁，绳带缠绕脚踝进行旋转脚踝运动。每次活动20分钟。具有辅助治疗尿频、尿急的作用。

88. 糖醋蒜降压

糖、醋、大蒜适量，每日早晨空腹吃糖醋大蒜1~2瓣，并连带喝此糖醋汁，能使血压比较持久地下降。另外，对哮喘和慢性支气管炎、顽固性咳嗽也很有效。

此法对糖尿病与肾炎的病人不适用。可以用饮服加醋花生秧水，毛巾搓脚心、脊背的方式，帮助循环代谢加速食疗成分尽快起到降压作用。

89. 糖醋蒜能平喘

取一些蒜头，剥去皮，浸到醋里，再加一些糖，腌一个星期后，每天早上空腹吃2瓣，并且喝一些汁，如此连喝10~15天即可见到效果。

小麦苗鲜汁细纱布过滤，掺入杏仁露（1:1），随混合随饮用。此种混合液体也有平喘、止咳功效。配合电疗与绳带缠背加热敷脊背，效果会更好。有肺部炎症者要用药物进行消炎，会有辅助治疗作用。

90. 桃叶酒精液治荨麻疹

具体方法是：用新鲜桃叶若干洗净切碎，放入玻璃瓶内，加入70%的酒精，将桃叶浸没，放置3天后，用消毒棉签蘸酒精涂患处，每天2次。

一般5~10日即可见效，15~20日彻底痊愈。

桃叶可除风湿、清热解毒；酒精可杀菌、促进血液循环。

用15克鲜绿豆加蒸馏水打汁100毫升，加入息斯敏药片粉（一片量）、芦甘石粉（1克），摇动调制成悬浮液，进行涂抹患处，3天左右就能抑制荨麻疹症状。配合电疗电弧旋转帮助电离渗透，效果更快。

91. 淘米水巧治荨麻疹

春季，冷风一激，身上、四肢甚至脸上会迅速冒出状如五分硬币大小的红疙瘩。治疗方法：留下淘米的第一遍水（大约1000毫升左右），加3大匙盐，置于铁锅中烧沸，烧沸后不要急于倒出，再继续置火上沸腾一刻钟，取出待其温度适合皮肤时，用来沐浴擦洗全身。

92. 土豆外用方

治疗湿疹：将土豆洗净，捣成泥，敷患处，用纱布包扎，每日2~3次，一般2~3天即愈。对于治疗结果不理想的湿疹，可用氯霉素眼药水涂抹，然后施以调制交流电频率电流协助治疗。一般一昼夜就会呈现效果。

治疗腮腺炎：土豆一个，碾成泥，加米醋数滴调匀，频频搓涂患处，一般数次可见效。用病毒胜涂抹加电疗，再用柏叶鲜汁浸泡纱布辅料，包于肿红区域，一昼夜见到疼痛减轻，第二天开始消肿，第三天皮肤状态基本复原。加上夜晚施以病毒脞涂抹加电疗，3昼夜可基本痊愈。

治疗轻度烧（烫）伤：将土豆煮沸20分钟，冷却后剥皮，用该皮内表面贴在烧伤处，然后用盐水纱布将土豆皮固定在伤口位置上，能使皮肤表皮迅速生长，且愈后不留瘢痕。

治疗脚裂：土豆煮熟，去皮捣烂，加少许凡士林搅匀瓶装备用。用时取适量涂脚裂处，每天2次，数日可愈。三伏天里电弧刺激脚裂处皮肤，涂抹桐油。然后每天用电弧做一次用桐油涂抹过的皮肤。等待皮肤自己脱落，脚裂就会好转。有不少人一次处理就能纠正脚裂问题（对桐油过敏者禁用。可以尝试用松树脂加石膏粉替代）。

治疗肝癌：生土豆打汁，一次30~60克，打后随机饮服。逐渐可以增加数量至一次150克。配合中药治疗，效果更佳。

93. 乌鸡白凤丸男人也可以吃

治疗前列腺炎：慢性非细菌性前列腺炎多与肾气不足、气滞血瘀等有关。每日服2次乌鸡白凤丸，每次9克，能激活和增强机体的非特异性抗炎作用，治疗效果优于前列康。

治疗男性性功能减退：该药用于男性可增强性功能，适用于阳痿、遗精等症。治疗时可用适量米醋调服，每日2次，每次2丸。

配合调制交流电电频率电流刺激肾俞、关元、灵台、期门穴，对肾气衰竭的人有补救作用。

94. 夏季感冒热寒区别对待

在夏季高温的环境中，如果不注意防护，容易导致热感冒（俗称热伤风）发生，治疗时应按照"风热"与"风寒"区别对待。

风热感冒症状表现为发热重、微恶风、头胀痛、有汗、咽喉红肿疼痛、咳嗽、痰黏或黄、鼻塞流黄涕、口渴喜饮。治疗应以辛凉解表为主，可服用中成药，如银翘解毒丸（片）、羚翘解毒丸、桑菊感冒片、板蓝根冲剂等。如发热较重、咽喉肿痛明显，可以配服双黄连口服液（冲剂）、清热解毒口服液。这些药具有较好的清热解毒作用。患风热感冒要多饮水，饮食宜清淡，可以喝些萝卜汤或梨汤。

风寒感冒症状表现为恶寒重、发热轻、无汗、头痛身痛、鼻塞流鼻涕、咳嗽、吐白痰、口不渴或渴喜热饮。治疗应以辛温解表为主，中成药可选用正柴胡饮冲剂、感冒软胶囊、川芎茶调散、通宣理肺丸等。服药后可以喝些热粥或热汤，微微出汗，以助药力驱散风寒。

风热性感冒用电刺激大肠俞、血海、商丘；风寒性感冒用电刺激肝俞、蠡沟、涌泉。

95. 仙人掌治腱鞘炎

腱鞘炎是中老年常见病，多发于手指、手腕及肘部。选择一块面积稍大于腱鞘炎病变部位的观赏仙人掌，除去毛刺，再将一面的表皮层刮掉，把除去表层的一面在病变部位贴敷，用医用胶布固定。隔日换 1 次新鲜的仙人掌，一般换 3 次，肿块便自动消失。

96. 仙人掌治好了静脉炎

一老者右脚内踝患静脉炎多年，一直没能治好。从老年报上看到这一方：将捣成糊状的仙人掌连续 7 天涂抹在患处，血管肿痛处的淤血症状大部分痊愈。剩下一点没好的地方，经过仙人掌切片的贴敷也很快康复。

将苦楝根熬水、小火浓缩，最后晒干成块状物。把块状物粉碎，加入仙人掌泥中进行贴敷，在贴敷前用电弧旋转刺激皮肤。贴敷后用保鲜膜包覆。一昼夜换一次。一次贴敷 18～20 小时。换药前用温水或高度酒清理皮肤黏附物，保证皮肤微腺体通道畅通。

97. 仙人掌治足跟痛

取仙人掌适量，刮去两面毛刺，然后剖成两半，用剖开的一面敷于患处，外用胶布固定，敷 12 小时后再换半片。冬天可将剖开一面烘热再敷患处，一般宜晚上敷。治疗期间宜穿布底鞋适量运动，使气血经脉畅通。

仙人掌泥中加血余炭，再加些姜汁，效果会更好。

98. 鲜姜白萝卜治肺气肿

将洗净的大白萝卜切成两三毫米薄片，再切成碎末，量约有一个核桃大小。再放入鲜姜和蒜一起捣碎，用干净纱布包好。患者仰卧，药放在肚脐上敷。为避免浸湿被子，可扣上一个小茶杯，每天上、下午各敷一次，每次 2 小时左右。中间可翻动和挤按，几天即可见效。这样 20 多天，肺气肿就有了明显好转。

在姜与蒜泥之中加入微量杏仁霜，对老年人的肺气肿有迅速缓解作用。

99. 鲜藕芝麻降压方

鲜藕 1250 克，切成条状或片状；生芝麻 500 克，压碎后放入藕片中；冰糖 500 克。将上材料放入锅内蒸熟，分成 5 份，凉后食用，每天一份。一般服用 5 份后即可见效。

有糖尿病的人可以用吊兰、小茴香各 15 克打汁，与芝麻同炒。炒干芝麻，压碎，与鲜藕块（片）1250 克、西瓜汁 1500 毫升上笼蒸熟，分成 5 份，凉后食用。每天一份（一次食尽）。服用 3 份后检验效果。有效继续进行，无效改用其他方法。

100. 香蕉皮治瘙痒

皮肤瘙痒：选新鲜的香蕉皮，以内皮直接敷于皮肤瘙痒处或在患处反复摩擦；也可以将香蕉皮捣成泥涂丁患处，风丁后更换；取香蕉皮2个煎水500毫升，放凉后洗患处；还可以用香蕉皮挤出的水涂抹患处，均可减轻局部瘙痒。

痱子：水与香蕉皮挤榨的水掺兑，涂抹瘙痒处，有止痒、消疹的功效。

皮肤皲裂：香蕉皮具有滋润作用，可将香蕉皮焙热加入温水中，用来泡洗手脚。长期使用还可以润泽皮肤，起到美白的作用。

把葫芦子仁榨油涂抹在带子上，然后将之产裹在皲裂处，可以辅助治疗皮肤皲裂。

脚气：可用小汤匙将香蕉皮内的软膜刮下，用手指捏成糊状，将脚洗净，再将香蕉糊涂于患处，每日1次，2天即可见效。

用使君子榨油涂抹脚气皮肤处，也有辅助治疗效用。

101. 香蕉蘸黑芝麻治便秘

将黑芝麻50克入锅炒熟，然后盛入碗中，用香油蘸黑芝麻食用。每天食用蘸过黑芝麻的香蕉5～6根，坚持食用一段时间，能摆脱便秘的困扰。

配合按摩尾闾与尾椎两旁穴位，有更快通便作用。

102. 香蕉治疗胃溃疡

胃黏膜被损伤，胃液直接侵入胃壁，即产生溃疡。香蕉内含有的物质可以促进胃黏膜细胞生成，修复胃壁，阻碍胃溃疡的发生。

配合服用香蕉皮打糊制成的炭粉，会对止痛与修复溃疡有帮助。再辅助电疗脊椎胸椎与上脘部位，会有更迅速的疗效。

103. 香油煎姜蛋治咳嗽

取生姜一块切碎，像煎荷包蛋一样，把姜和鸡蛋一起用香油煎熟，趁热吃下，每日一次。

电疗后背、喉咙、璇玑，能帮助止咳排痰。

104. 香油炸生姜治胃疼

鲜姜洗净切成薄片，带汁放入绵白糖内蘸一下，放入烧至六七成热的油锅里，炸至姜片颜色变深出锅。每次2片，饭前热吃，每日3次。10天左右见效。

没有油时，将姜烧焦制成姜炭，压碎服用，也有治疗胃痛的作用。

105. 小黄米消除尿糖加号

每天早上用优质小黄米约50克，淘洗干净，不加任何佐料，煮成稀饭。沉淀片刻，用干净勺子撇出上面一层小黄米油汤，在早餐前约半小时喝下，剩下的饭在吃饭时吃掉。每天早上喝一次，连喝3个月。

按摩石门、足三里、脚踝与小趾至阴，有助于降糖。

106. 盐炒核桃治老年夜尿

先将核桃肉放入锅内用盐微炒，然后加莲子煎汤服用。中医认为，咸能入肾，核桃肉加盐略炒，能增强核桃的补肾作用，有利于治疗夜尿症。

每天傍晚饮服一杯枸树叶煮的水，饮服后练习 10 分钟转脚踝。很快就能缓解夜尿过多的病证。

107. 盐水刷牙治牙龈炎

患牙龈炎时，可用口杯装上半杯清水，加入半茶匙食盐，将牙刷浸泡在盐水中。每天刷牙时，牙刷挤上牙膏后，将杯中盐水兑成温盐水后漱口。每次刷牙后都要将牙刷浸泡在盐水中。每天早晚 2 次刷牙，轻者 1 周后有好转，重者 1~2 个月后痊愈。病情较重者，可同时服用中成药黄连上清片治疗。

按摩颊车、地仓、合谷、手大指甲两侧根部、无名指与中指掌骨中间点，有助于治疗牙龈炎。

108. 盐水治干眼症

取半勺盐，加入半碗凉开水，溶化后以消毒药棉蘸盐水洗眼，每日早晚各洗一次。本法坚持半月，病证即可改善；以后每周至少再洗 3 次，持续洗眼，有望治愈。

配合练习鼻孔吸入盐水，口腔吐出。可以帮助治疗干眼症状之外，还能够治疗鼻窦炎、额窦炎、牙龈炎。

109. 洋葱治两高一秘

每天将洗净的洋葱切丝凉拌当菜吃，治便秘、降血糖、血脂，15 天后见效。配合早晨两瓣蒜、中午一段葱、晚上一匙芥末油的饮食，会有更好疗效。

110. 药膏涂好日光性皮炎

夏天，阳光照射，胳膊上容易起小鸡皮疙瘩，痒得让人难以忍受。"复方醋酸氟轻松酊"是治疗日光性皮炎的克星。用小刷子蘸上药水涂抹患处，一日 2 次，连续涂 2 天，痒症可完全消失。

用西瓜皮熬水，浓缩，成糖浆状时用来涂抹有日光疹的皮肤，也有治疗作用。加些冰片效果更好。

蘸些鲜藕汁搓揉皮肤，可以增加防护功能。

111. 一药多用——六神丸

（1）治流行性感冒

六神丸具有抗病毒作用，不论有无咽喉红肿症状，均可服用。成人每次 10 粒，一天 3 次，一般服至次日体温可降至正常，周身乏力等症也会明显好转。配合饮服蒲公英水与避风、发汗，会有更好疗效。

（2）治流行性腮腺炎

每次服六神丸 5~8 粒，一天 3 次。同时取六神丸 10 粒研碎成粉末，以食醋调和涂患处，可超过肿胀范围 0.5 厘米，用纱布固定，每天换一次，大多 3 天可愈。

用芦苇加盐（1000：3）煮水泡脚，一天一次，有助于治愈腮腺炎。

（3）治软组织损伤

取六神丸约100粒研碎，用白酒适量调匀，涂于患处，每天3～5次，约1周痊愈。配合电疗，可以比蚯蚓白糖液涂抹按摩的疗效好。

（4）治蛲虫病

患儿晚间入睡前，用温开水清洗肛周后，取六神丸5粒纳入肛内，再将六神丸10粒用水研磨溶解，涂搽于肛周，连用3～5天即可治愈。比苦棟子粉、使君子粉、蓖麻油调制的药膏涂抹的作用略微长些。

（5）治口腔溃疡

利用六神丸抗炎、止痛、生肌、收口、抗病毒等功效，外涂治疗口腔溃疡效果良好。其方法是：取六神丸30粒碾碎成粉，加入2毫升凉开水浸透成为稀糊液备用。用药时先清洁口腔，然后用细长棉签蘸上六神丸液涂于溃疡面处，以餐前10～15分钟用药为佳，每日3次，睡前加用1次。一般用药5分钟即可达到止痛效果。与刺割疗法配合碘酒涂抹患处治疗口腔溃疡相比，痛苦要小，作用也要小。且携带方便，可以在出差与旅行时使用。

（6）治疗鸡眼、刺瘊

把鸡眼、刺瘊洗软，贴敷，每平方厘米一粒药丸。3天换一次。3次可愈。

112. 银耳粥治痔疮出血

银耳5～10克，粳米100克，大枣5枚，冰糖适量。将银耳浸泡半天，泡发后待用。粳米加水，按常法煮粥。半熟时加入红枣，待煮沸后加入银耳、冰糖适量，煮熟即可食用。用于治疗痔疮出血。

配合苦棟子水坐浴，有助于治疗痔疮。

113. 云南白药治脚气

将脚洗净后彻底擦干，然后在患处轻轻地扑撒些"云南白药"，每天临睡前一次（必要时可在中午增加一次），2周左右的时间就能见效或治愈。

114. 云南白药治口腔溃疡

云南白药具有止痛、解毒、生肌的作用，可有效减轻疼痛、促进溃疡面愈合，特别是对一些反复发作的口腔溃疡效果较好。

具体方法：将云南白药粉用消毒棉签直接涂在口腔溃疡面上，涂药后禁食、禁水15分钟，每日涂药6～10次，睡前必须用药一次。在治疗期间禁食生葱、蒜、辣椒等刺激性食物及烟酒。一般患者在使用当日即可见效，2天就可愈合。口腔溃疡较重者，可配合口服核黄素10毫克，每日3次；维生素C 0.1克，每日3次。

115. 芝麻油治鼻炎

鼻腔干燥、充血、堵塞及疼痛并伴有头痛、眼睛不适。用新芝麻油涂于鼻腔患处，一次见效。

116. 治后背痘方

夏日是背部痘痘高发季节，针对背部痘痘的成因，可以从消炎和排毒两个方面下手"战痘"。其实对付背部痘痘有个"强力武器"——硫黄，特别是对由于螨虫感染引起的痘痘。超市里那种非常便宜只需要几块钱的硫黄皂就可以搞定。

洗浴不能全部抑制的硬化痘，可以用六神丸贴敷，或者用香蕉皮内皮贴敷，达到除痘目的。

117. 治胆囊结石 膀胱结石

（1）治胆囊结石

玉米须、茵陈各 30 克，水煎，一日多次，常服。

（2）治膀胱结石

核桃仁、冰糖各 120 克，香油 200 克。核桃仁用香油炸酥捞出，和冰糖共研末，再加香油调匀，早、晚各服一次，每次 1 匙。

配合电疗脚部、腿部压痛点，加上恰当运动，是帮助排除小石、泥沙状结石的有效方法。

118. 治低血压

（1）方法一

人参 10 克，莲子 10 克，冰糖 30 克，水煎后吃莲子肉喝汤，每日 1 次，连吃 3 日。

（2）方法二

陈皮 15 克，核桃仁 20 克，甘草 6 克。水煎后服用，每天 2 次，连服 3 日。

（3）方法三

鸡肉 250 克，当归 30 克，川芎 15 克。一起放入锅中蒸煮，熟后趁热吃，每日一剂，连吃 3 天。

照此三方治疗，低血压即可恢复正常。同时可配合电疗手、脚的指、趾，帮助改善循环与代谢反馈信息，促进改良造血、供血机能，修正供血流量，提高血压。

119. 治痱子

（1）取鲜嫩黄瓜一条洗净切片，于洗澡后或睡觉前涂搽患处，每日 2 次。

（2）取鲜嫩丝瓜叶适量洗净切碎捣烂如泥，用纱布绞取汁液，涂搽患处，每日 2 次。

（3）取芦荟叶 5 厘米，去刺、洗净、切开，用汁液搽患处，每日早晚各 1 次。

（4）取绿豆粉、滑石粉各等量，将上两味药调匀，于洗澡后扑撒于患处，每日1次。

（5）取十滴水一支，加入盆内浴水中洗澡。

（6）芹菜100克，花椒6克，水煎洗患处，每日2~3次。

120. 治骨质增生

川芎、威灵仙、地龙、乳香、没药、细辛各10克，共研细末，加入陈醋调成糊状。加热后敷患处，再用医用胶布、纱布固定。2天换一次药，一般半个月病情可明显减轻或痊愈。

121. 治咳嗽小偏方

（1）偏方一

大蒜剥十几瓣，冰糖10克。将大蒜用刀拍扁后放入碗内，加入冰糖和100毫升水。于睡前蒸熟后食用。适用于感冒后久咳不止。

（2）偏方二

小白萝卜1个，生梨1个，蜂蜜5克，白胡椒7粒，加水适量，蒸熟食用。适用于感受风寒咳嗽。

（3）偏方三

鲜藕500克，冰糖15克，将藕洗净，削成渣取汁，把汁倒入煮沸的冰糖水中搅匀，趁热服用。适用于痰多的咳嗽。

122. 治老年痴呆症

天麻1.5克，切成薄片加水文火清炖30分钟，一次服完。连续服用3个月。服药期间要多吃新鲜绿色蔬菜、鱼类、香蕉等食物，保持大便通畅。

配合食用银杏、蚕豆、米粥（每次银杏、蚕豆各取20克，粳米50克，白糖或食盐适量），2天1次。再配合磁疗脚部压痛点，电疗脚部压痛点，会有较好疗效。

123. 治老年人夜间尿频

将新鲜鸡蛋大头钻一个小孔，灌入白胡椒5粒，然后用面粉调湿封住小孔，再用浸了水的卫生纸包裹，使大头朝上，放入蒸锅内蒸熟，去壳食蛋，每天一个，连服数天即可见效。

注意：高血压患者忌食。

124. 治疗手掌脱皮妙法

天热手掌出汗，掌心及指间出现群集或散发的红斑点，继而出现小水疱，且瘙痒。由于挠抓而致水疱破溃，不久便出现脱皮现象，使人十分烦恼。

服用复合维生素B，每次2片，每日3次，连服3周，即可见效。在中医治疗上，可取苍术与白蒺藜适量，1:1配比泡水服用，服用2周，效果十分明显。

用木耳菜捣烂，加入土瓜根粉（15:1），调制成药糊，涂抹患处。具有明显的治疗作用。

125. 治慢性结肠炎

（1）炒车前子研末，每次 6 克，每日 3 次，开水冲服。

（2）车前草、马齿苋、蒲公英各 30 克，每日 1 剂，水煎服，主治发热恶寒、腹痛泄泻者。

（3）胡椒粉填满肚脐，纱布敷盖，隔日更换 1 次，主治寒湿泄泻。

126. 治尿路结石

核桃仁 100 克，用豆油炸酥，加适量白糖捣成膏状，每天分 2 次吃完。连续服用，对于尿路结石有疗效。

127. 治偏头痛

（1）方法一

红皮白心萝卜 1 个，冰片适量。将萝卜削成手指大小，用竹签在萝卜上端刺一小孔，内放冰片少许。若左侧头痛塞左侧鼻孔，右侧头痛塞右侧鼻孔，吸气 3 分钟左右。本方对剧烈头痛效果很好。冰片用量为 0.5~1.0 克。

（2）方法二

白萝卜 1 个，明矾 3 克。萝卜去皮捣烂取汁，加明矾 3 克装瓶备用。每次 4 滴，滴入双侧鼻孔，每日 3 次。本方适用于偏头痛。一般滴药 10 分钟左右，疼痛即可缓解或消失。

配合电疗太阳穴、耳穴压痛点，有助于迅速缓解头痛。

128. 治偏头痛分三步走

以下自疗方法对偏头痛患者能起到缓解和防治疾病的作用：

（1）揉太阳穴

每天清晨醒来后和晚上临睡以前，用双手中指按太阳穴转圈揉动，先顺揉 7~8 圈，再逆揉 7~8 圈，反复几次，连续数日，偏头痛可以大为减轻。

（2）梳摩痛点

将双手的 10 个指尖，放在头部最痛的地方，像梳头那样进行轻度的快速梳摩，每次梳摩重复 100 次，每天早、中、晚各做一遍，能达到缓解疼痛的目的。

（3）热水浸手

偏头痛发作时，可将双手浸没于热水中，水温以手入水后能忍受的极限为宜，坚持浸泡半个小时左右，便可使手部血管扩张，脑部血液相应减少，从而使偏头痛逐渐减轻。

129. 治气管炎三方

（1）木耳、冰糖治气管炎法

取黑木耳、冰糖各 15 克，加水适量煎汤饮服，经常服用，治疗慢性气管炎效果较好。

（2）红糖、大蒜治慢性气管炎法

取 10 只大蒜，去皮捣烂，加红糖，放入醋内浸泡 3 日，去渣取汁，每次半汤匙，每日 3 次，温开水送服，可治疗慢性气管炎。

（3）醋蛋治支气管炎法

将 1 只红壳鸡蛋浸入有 160 毫升米醋的瓶内，密封瓶口，放置 7 日，待蛋壳发软后，除去蛋皮，再把蛋白、蛋黄与醋搅成糊状，分 5 日服食，每日 1 次，加 2 倍冷开水，空腹服用，对支气管炎很有疗效，也可以兼治冠心病、脑血栓。

130. 治荨麻疹

取新鲜桃叶适量洗净，切成寸段，置于瓶内，加入 75% 酒精（或白酒），能浸没桃叶即可。密封 3 天后用棉签蘸药液涂患处，每日 2～3 次，数日后可愈。用于慢性荨麻疹疗效更佳。

取新鲜韭菜适量洗净，捣烂揉搓搽患处，每日 2～3 次，症状可消失。

131. 治三叉神经痛

取白附子 3 克，桃仁 3 克，葱白 6 克。将白附子、桃仁研细末与葱白捣烂如泥，摊在止痛膏上，贴双侧太阳穴，每日 1 次。本方有活络止痛的功效，对三叉神经痛有明显疗效。

配合痛处涂抹病毒腔，进行电疗，会有更加迅速的疗效。

132. 治神经性皮炎

（1）鲜豆腐趁热敷患处，1 日 2 次，一般 7 次可愈。

（2）大蒜捣泥敷患处 6～10 分钟后洗净，1 日 1 次，3～5 日见效。

（3）花椒 10 克，白酒 50 毫升，泡 7 天，棉球蘸擦患处。

（4）肉桂 200 克，研细面，按患处面积，取适量药面用醋调糊状敷患处，2 小时后去掉，如不愈隔 1 周再涂 1 次，连续 1～3 次可愈。

配合刺割疗法与电疗，可以加速疗效，稳定疗效。

133. 治手脚麻木

浸泡好的黑木耳、桃仁、蜂蜜各 120 克，共捣如泥，放碗内蒸熟，分 4 天吃完。

134. 治手足麻木

因动脉血管硬化等所致的手足发麻，可用黄芪 120 克，当归 40 克，用白酒 1 公斤浸泡，3 个月后即可饮用。每次饮一小盅，每日 2～3 次。

附：电疗要素陈述

（1）有许多人学过各种器具调压的交流电调控技术，由于电压与电流强度不够，无法完成分频与调频工作，更无法完成组频与拟波技术。针对此类情形，推出前组食疗与验方的参考辅助组方，可以帮助学习过电疗的人员进行医疗探索或助益保健。

（2）电压控制在 70～90 伏特，在绝缘环境中就可以进行配合医疗或保健探索。

（3）此种复合应用对于解决辅助治疗疾病方面有独特作用，确认病证一定要参照西医与中医方法印证确认，再进行选择应用。

（4）使用器具一定要进行因人、因地、因时的对应消毒（参考西医医疗器械消毒办法），不要引起交叉感染与自体感染。

（5）器具保存与装置过程也要注意卫生、无污染。

（6）电极使用与闲置时要特别注意用电安全（与普通电器使用要则相同），避免病人与相关人员误触出现意外情况。

（7）电极铜线或铜棒的氧化物应该及时清理，不要使氧化铜碰到皮肤破损处，以免带来皮肤硬化结节现象。

（8）应用铜电极时，避免与光学底片在湿电极情况下接触，以防电解银出现或银离子造成皮肤色斑。

（9）应用铂电极时，不要用碘酒（或碘伏液）消毒皮肤破损处，也不要做电生肌性治疗，防止皮肤形成类纹身斑色痕。

（10）用银电极的持极手，不可做麦粒肿类治疗，防止眼睫毛脱落或倒睫。

附篇　结绳扎带疗法的注意事项与禁忌

第一节　结绳扎带疗法的注意事项

结绳扎带疗法结合现代科学技术，有着广泛的应用前景。在长期的实践中，武当派研究者发现结绳扎带技术，既是一种辅助医疗技术，又是一门健身技术，同时还是一门可以转化为劳动工具的技术。

在治疗技术应用上，结绳扎带疗法既是一个独立应用技术，又是其他疗法衔接应用的纽带性技术。"没有能量不用带"、"没有物质不用能"、"没有介质不导化"、"没有平衡不进化"等系列武当医学思想，反映了"质、能、酶、具、信、法、结元"进化统一应用的整体观医学思想。

武当医学，要求医疗应用者具有"三链平衡"的内治思想与外调理念。"七代效验无弊而录进"，是进化信息写录与医疗技术固定的基本要求。"动态能力进化"选择，是医疗方法选择的首要原则。按照现代理念说法，医者与病患者互动，是医疗实施的最佳状态。

结绳扎带技术需要能量调制与干预，才能体现最佳效果；能量信息传达与指向干预要有药物限频性、导流性介入才能准确完成。因此绳带、能量、恰当地药物选择，是精准实施结绳扎带疗法的必要而充分的条件。

结绳扎带疗法，作为医疗应用，还有以下注意事项：

1. 结绳扎带应用于人体，不可以缠绕过松。过松容易脱落，并且绳带对循环组织压力不够，达不到抑血畅气的功效。

2. 结绳扎带应用时，不可以缠绕过紧。绳带束结过紧，影响血液流通，容易形成微循环阻滞。

3. 进行结绳扎带治疗后，不可静止不运动（运动有肢体运动、身体运动、器脏运动三种）。此种状态不运动，血液流通的内动力就会不足，无法保持细胞的生理活性，进而使得载氧能力下降。载氧含量下降，氧化分解老化与死亡细胞的数量与质量就会连锁下降，堆积于体内微循环通道中，就会诱发疾病与生理障碍。

4. 结绳扎带疗法的应用，必须配合一种或数种能量施加。如果没有任何能量施加入人体，就没法使气满足生理生化反应的需要，易形成气滞。

5. 结绳扎带，每次使用不可以时间过久。过久结绳扎带，会使生理平衡调整与信息录写前的系统归零性调节发生偏位。久而久之，会影响原始基因信息的荷载性，造成能量协调抑扬、平衡调节、定位控制质量发生反射变异。"文武之道，有张有弛"。只张不弛，就会制约失衡；仅弛不张，可能形成反射不应。

6. 结绳扎带疗法的应用，一定要请人在睡眠时照应方法与量度做几次。信息写入记忆本元，或者记入基因遗传节突，都要在睡眠时进行。有"睡眠中进化，睡眠中提高，睡眠中成长，睡眠中修正"的生命信息写录、转录、改录、修正的规律。

7. 结绳扎带技术健身运用，最好与电疗同步运用。有"功不见电功不长；力不见电力不增；体不见电体不强；眠不见电寿不延"的电能与生理进化的经验规律（古人用牛尾、虎皮、狗皮、孔雀尾作为生活之用，就是为了获得电的进化能量；赠送贵人牛尾、虎皮、狗皮、孔雀尾，实际是帮助其人健康与进化；尤其是文武大臣被皇帝奖励孔雀尾，常用孔雀尾摩擦头发，帮助大脑发育与进化；官员送给老人孔雀尾，用其摩发可以有助于化解头脑中疾病，有寓意健康长寿之意）。"夜卧虎皮，晨擦雀羽"是古人养生的一种方法，道理如此。

8. 结绳扎带完毕后，要用桃木梳梳头，木梳背刮脊，菖蒲草卧眠（补充电能，疏通电路）。

9. 结绳扎带，要用便于望到的生理特征来识别与控制。"精力充沛，体力充沛，皮肤泽光，面色红润"是检验效果的理想状态。

10、结绳扎带治疗后，可以用太极拳、慢跑、吸氧 5～10 分钟。

11、"不动不绑，见汗可收"，是把握绑带时间的基本守则。

12. 用后的绳具与带具，要统一收好，统一保管。

13. 结绳扎带进行医疗或保健，用具要注意消毒与分管，不要交叉感染。

14. 不提倡家庭的人们进行无师自练或行医，防止方法错误引起人身危害。

15. 结绳扎带，要同类人定期与不定期进行交流，避免有害事情。

16. "抑扬须返，生态归衡"是结绳扎带疗法把握的总规则。也是最终把握权衡尺度。

17. 绳带疗法既是纠正不良信息、抑制过量物质流、写录区域限定的工具，又是防护神经体系信息不与经络体系信息混频的坝闸，还是不成熟信息阻隔性暂存的牧栏。所以选择与应用绳带,有材质的能量传导与运行要求。

18. 绳带与生理医疗关系,确认程序正确之后,就要形成信息指令性启动关系(建立反射关联反馈条件关系)。

19. 绳带不用时要在不破坏能量信息的用具中保存为佳。以免因为附加信息而导入不良能量信息片段,或者失去重要限频转频片段。

20. 信息能量实施的绳带要经常检验限频与限流功能,以备急用。应用前要先行检查绳带的功能相符合应用基本需求,才能介入应用(17~20项的内容,在能量医学技术配置之后就显得重要了)。

第二节 结绳扎带疗法的禁忌

1. 有栓塞的病人不要用结绳扎带方法进行健身。防止发生心、脑意外。

2. 有静脉、动脉栓塞的人,不要进行结绳扎带自练。

3. 保管绳带用具,要定期消毒。有传染病的人,要练技术分区域管理,不要造成交叉感染。

4. 禁止意识不清者自己使用绳带,避免危险发生。

5. 对使用工具过敏时,禁止脱敏前自己进行结绳扎带。

6. 禁止行为与意识不便的老人使用绳带。

7. 禁止危机意识不健全的婴幼儿进行玩耍绳带。

8. 有血小板疾病或凝血疾病的人不宜进行结绳扎带治疗。

9. 对绳带材质过敏者要及时更换材质、治疗。

10. 自汗过敏者不能用湿带技术。

11. 治疗疾病用过的绳带要及时更新、销毁(避免交叉感染或滞后感染)。

12. 绳带存放时上面药物要洗净,避免滋生菌类。

13. 存放绳带要干燥、无菌,最好隔绝空气保存。

14. 化纤绳带再取用前要化验绳带质量,避免变质引起皮肤不适。

15. 绳带配合应用的药品要检查有效期,避免药物变质成毒。

16. 绳带配合运用的药剂,要随用随配制,不要存放。

17. 结绳扎带疗法应用环境要求无菌性符合现今西医学临床门诊要求。

18. 绳带配制、应用与用后销毁工作,要有更为严格的操作标准及操作程序。绳带禁止保存在潮湿环境中,更要禁止环境潮湿而能量充沛,尤其是要杜绝潮湿、能量充沛、形成某种频率能量规律性波变,又有生物放置其间。

19. 医疗研究者禁止运用自己血样饲养病菌，又用能量刺激被饲养的菌体。更不可与饲养病菌的人在同一个环境下进行研究工作。医者自用绳带禁止进入实验室。

20. 绳带用药物浸泡后，应用完毕要进行洗涤。不要让药物存留在绳带上进行保存。

附：武当医学简介（依据武当医学多位道长口传整理）：

武当医学是中华文明的结晶，是中华医学的一个重要部分。武当医学是通过手法医学、能量医学、外药学、内药学、运动医学等医学技术进行组合作用，在继承古道医学的理念、技术、器具、制作方法、研究方法的基础上，进而细化与验证、独立设置方向，进行分工合作完成的，以通过干预后天生理状态达到先天进化的一门学问。

武当医学的目的是因地、因时制宜，恰当运用，使人类和生物在微生物质结构库、生理电磁信息样本库、能质结元库、生物能量样本库等方面满足人类与环境同步进化和生活所需食物链、能源链、生物链样库借育与自体转化工作、借殖细胞核要求，使人类在生理、功能、生理智控存活期（健康寿命期）逐步提高、满足适应环境自主生存运动的需求（指生理结构与生理功能逐步进化，使人类生存运动能力逐步增强、能量摄入方式与方法逐步高能可控化、生理结构逐步完美化）。

武当医学是许多道长一代一代接续辛勤劳动的成果，是中华古文明在医学、进化学方面的实践优选与归纳结晶。

1. 手法医学

手法医学是用手法技术进行人体干预，达到治疗疾病的技术方法与学问。手法医学包括结绳扎带、针灸、刮痧、拔罐、小针刀、手术类、洗浴、热敷等医疗方法（古称为'医法囊，行微技，去病邪，补实炁。诸法技，启智慧，制精妙，辅化缘'）。

2. 外药学

外药学是用对治疗疾病有特殊疗效的物质与物质组合介入人体，达到治疗疾病的技术与学问。外药学，包括植物药、动物药、矿物药及炼制药（古称为'外摄物，纳入体，显定性，组立律。类量变，涉五行，促正元，益血气'）。

3. 内药学

内药学是人体自身在特定条件刺激下产生的细菌群、内激素、生理酶、内分泌物质、抗体物质等对健康与治疗疾病有效的技术与学问。内药学包括病毒、生理酶、内激素、载能物质流、液态循环催化质（剂）等应用技术和方法（古称为'内生依，结可医，心行息，升华池。晋华物，成大器，益寿颐，写仙笈'）。

4. 能量医学

能量医学是应用电能、光能、磁能、声能、热能、涡流能、机械能、化学热熵能等调制能量为干预工具，达到治疗疾病效果的技术和学问。能量医学包括放射医学、激光治疗医学、热辐射医学、磁场干预医学、等能量治疗技术（古称为'光电火，磁冷声，旋雷丹，霎炁遄。萌生神，运九律，御九遁，进天元'）。

5. 信息医学

信息医学是用生理密码信息或环境信息进行良性刺激，通过脑记忆结元和基因中染色体的增写技术与规律，干预人体免疫与平衡调节机制，达到治疗疾病效果的技术与学问。信息医学包括生理电信息、有机质结构信息、有机含磁结元信息、生理态流量信息等信息干预医疗技术与方法（古称为'消息天，消息地，消息体，消息人。幺升天，还结元，七代恒，进蒙微'）。

6. 运动医学

运动医学指通过调节运动方式（采用运动器具不同、运动轨迹不同、运动环境条件不同）与形式（运动者呼吸态不同、饮食不同、自身状态控制不同、运动要求难度不同）来达到治疗疾病的目的。运动医学包括形动学、息动学、调液学、味控学、体内光控学、触感控制学、生理态控制学等可控生理运动方法与技术进行医疗的方法（古称为'人外动，体内动，进达升，九九律。九还术，健身用，心行息，助阶梯'）。

7. 药膳学

药膳学是通过药物药性与食物恰当组合形成膳食，达到医疗效果的技术与学问。药膳学包括药改菜技术、药入食技术、分药成餐技术、鲜汁饮料技术、包裹食药技术、药制胶技术、药物分解食用技术、药剂胶裹溶技术、药汁分饮技术等配合医疗应用的方法和疾病慢性期食疗技术（康复与保健性药膳也是此类范围。古称为'医演食，口津怡，消百病，调塑律。膳蕴医，药入食，妙奥理，显玄机'）。

武当医学认为最理想的医疗流程要具有九个要素：

（1）识：通过"望、闻、问、切、查"，认清病理与找到病源。

（2）捕：用过验证性检查，找准治疗方法、量度、时机、要点等要素。

（3）清：清理或清除物质的、能量的、侵入机体的、影响生理功能与程序控制的因素。

（4）排：建立排泄渠道，确认排泄方法，及时施加修复措施，使得修复破损与重建生理结构及恢复生理功能均能进一步得到提高。

（5）纠：纠正疾病原体或信息原体，或治疗因素造成的物质结构、组织结构、信息样本产生的偏差，使系统本源信息与功能渠道恢复如初。

（6）补：补充缺失的物质与能量及信息样本，构建合乎生理结构与生理功能需要的循环通路。

（7）纳：治疗调节后脏器或某项功能与整体系统运行产生不吻配，造成控制偏差，就需要应用功能刺激来嵌入小程序（似补丁程序）进入整体程序来控制及调节编程，使小程序与整体程序吻配，并有利于整体进化及增挂式发展。

（8）写：将某些最优生理状态的生理运行信息编写样本，写入控制与系统检识存储备识系统，使之吻合信息纳序需求。

（9）强：用适当的物质导入、行为反射刺激、能量施加、信息导入方法，强化纳序后的生理功能，使新状态得到进化性稳固。

上述武当医学前辈总结的"医疗程序衡量九则"，是进化要求下的人类必须努力做到的医疗要则。否则，人类的进程可能会困阻于自己的医疗技术中。

武当医学还认为，要使人类能够正确进化与适时进化，还要站在体内环境、体外环境的食物链、能源链、生物链的高度来认清生理进化的十一个条件与功能进化的十三个条件。

人类生理结构进化的充分条件：

（1）食物。

（2）水。

（3）光能。

（4）热能。

（5）电能。

（6）空气。

（7）结构样本（基因的、染色体的、基因节突的、基因结元的等）。

（9）磁能。

（8）生物链构成（酶类、菌类、激素类、生物干扰素类等）。

（9）诱发性运动。

（10）诱发性物质或能量（诱发剂）。

（11）纳序程序嵌入与控制样本。

人类生理功能进化的充分条件：

（1）基因节突的培养或引入。

（2）能量配置专用样本的完善。

（3）诱发物质的信息启动、闭合，清理信息样本的完备与牢固。

（4）诱发能量改进与生理功能的不可干预性要保证差两个量级以上。

（5）诱发运动刺激的选择与应用的定位性一定要精准。

（6）热能。

（7）光能。

（8）电能。

（9）磁能。

（10）生物链配套。

（11）功能态控制样本的检识比对、存储与运行比对要精准。

（12）纳序信息与功能控制信息精准转入脑结元并录入遗传基因结元。

（13）形态结构、能态应用的转变能量性编程要完整，可自检识与自修复。

武当医学的特点是，一种技术可以独立应用，也可以两种或两种以上技术联合运用，其治疗要求是形成纳入新的生理平衡系统、还复原来生理功能。武当医学千百年来一直不为世人所熟悉的原因，一个是他应用电能的方法器具比较复杂，应用时靠天气条件（雷雨天、潮湿环境等），并严禁普通人接触器具区，使人产生许多神秘猜测与幻想；另一个原因是不愿此类技术被用到人类劫杀与争斗中去，而没有把电的产生器具传播应用；第三个原因是多次试图找到俗家弟子进行应用推广，都因为技术不被当代人理解而被歧视或疏远。

相传武当医学在尹喜道长立山开派，学者入山研究之前，已经由公元前的鸿钧道长（也称为鸿钧始祖）研究律理、设置方向、归纳假说（或推理猜想），推断人类需要完成九梯次九量级的进化。鸿钧始祖写下三百万言的《九天问变》与《九天论变》被后代道学与道医学研究者称为"天书"。

赤灵子道长（也叫赤灵子道尊）发现不同种类物质、生灵交会融合，可能灭迹，也可能创生新种类；两种或两种以上能量交汇会生成新类型的能量，并且衍生新的生命类种。

赤松子发现能量、摄能形式、生命形式有关联性，可以按照一定规律研究与操控生态、能源、生命更迭（阐述64类基础演化形式，并预言64类基本生命最小繁衍节——即今日所说基因染色体——在任何一个生命载存环境中，不会同时并生；双个体共同进行繁衍传递——有性繁衍生殖，将是人类选优、筛除歧化的有效控制形式）。

广成子发现天、地、人、物、生灵、山水都可以用地球运动下的流水与地理阻风效应进行主动调控，并可以进行人体修行、进行自体进化加速调控。广成子把能量应用于人体快速进化（也叫羽化）、循序进化的方法写作成书，名为《法度妙诀》。此书身体进化不但可以依法进行，医疗应用同样奇效妙成，此书被古道学称为《俗子奔仙天书》。

伏羲皇演习记录八卦及其演变规律，解释万物与天地运行情况；发明针、刀，用于治疗损伤修补与疾病清除；使用植物健身、治病等细化研究。

武当医学从《黄帝内经》问世以后，缺失能量介入和手术类技术知识的配合，就带来了世间对"天人相应"、"五行八卦"、"气血"、"术数"等的种种臆测，并且对术数应用医学的可行性进行质疑，加上巫术把医学中人体信息的实际操作神鬼化、虚无化、神秘化、玄学化，就使人对《黄帝内经》中岐伯等古真人、古圣人作为的描述产生怀疑。武当医学根据《道德经》中八十一律的医学应用，结合伏羲皇《医经》在神农架一代的技术辅助，建立了武当医学流派。此流派在"古灵子"为代表的第一代武当医学推广人，教学于民间，交流于宫廷。直到遇到扁鹊进行教学，形成能量与手术手法结合应用的技术，才走入世间视野，后来屡次出行教传。南宋后期，武当医学多次推广能量与手法医学于世间，始终没有找到能够正确理解与应用武当医学的人才，倒是为小说、戏曲添了许多素材（《水浒传》中公孙胜与老师紫阳真人戏李逵、乔道清拜师公孙胜等。）

可能读者会问武当医学有多少流派？实际上武当医学没有想形成流派，只想说明武当医学分类是：①手法医学；②外药学；③内药学；④能量医学；⑤信息医学；⑥运动医学；⑦药膳学。这些由于环境因素可以因时、因地、因人具体使用。

武当医学针对各个时代的需要，适时推出一些技术和理论。每一个时期传播入世的理论与技术，都不能全面代表武当医学的全部内容或最重要内容。武当医学用各个时代所能够理解或借喻的语言试图阐释"能量、物质、生理结构、生理电信息编程结构、干预方法、衡量标准，是医学和人体进化不可分割的要素，进化纳续是总纲和实施原则"。

能量医学是武当医学的主线，是配合各种疗法无损伤人体信息功能的灵魂性技术。恰恰此类技术是传统世传医学与西方医学都没有顾及研究与关注的。武当医学的此类技术早已成熟，时逢自然多变因素增加，社会关注生命与健康的趋势也日趋明显。武当医学拟推出相关主线医学技术与理论，供医学爱好者与医学研究者使用，使科学界与医学界能够在这个领域中进行探宝寻珍、造益人类。

笔者遵照清风道长、清虚道长等诸位道长之托付，根据现行技术水平，准备以15部书籍阐述前述七个武当医学有别于其他已经发表的医学观点。

武当医学从元、明、清以来，从膳食与食疗入手，推广"医学至要，护佑生灵与宇宙同步进化，三链兼顾，食品能源生物协调互益生"的医学精神。由于种种原因，膳食受到重视，食疗被淡化，医学精神仅为民俗接纳（尤其是被西南少数民族接纳），能量医学始终被当做神功怪力对待。其中人体内三链关系：食物链——饮食的一切食物与水；能源链——供细胞生存、工作、分裂复制所用到的熵能、电能、光能、磁能、涡流能、生化能等内生能量；生物链——分解食物的胶动态分泌液体构置、体内的生理酶、载体激素、菌群配置、客来细胞工具贴片等。人体外三链关系：食物链——一切可以提供生存物质、提供营养物质的植物、动物、自然物质、合成物质等；能源链——供人体生存需要的一切能量制备客体；生物链——供人类生存、人类细胞结构基因裁片需要、人类生理基因信息样本载片需要、人类进化功能贴片需要的一切植物与动物的活体细胞。三链配吻与平衡调节理念，还没有应用到现代医学、现代生物学、生命科学的研究方面。将来通过武当医学技术的应用与生物对比试验，就会使得人类明白这些理念的不可或缺性。

武当医学系列技术和学识，是武当道学、道医学研究者共同智慧完成之成就，也是古道学、古道医学研究者智慧结晶。中华文明与道学文明同步同息、息息相关。道学文化、医理、武功是中华历史的长河纤绳，对佛教文化、儒学文化、诸子百家都有很大的影响。即使在清朝，在京城禁宫中所建的国术馆，也是以武当派道家武术与道学医理、哲理为主线的皇家教学场所。

此次推广，先推出《结绳扎带疗法》，再推出《药膳饮食疗法》。于盛世及文化际会之时，本书的系列阐述着重于技术应用与武当医学古传理论的介绍。通过系列丛书解析与引导，希望把中华古老医学科学的珍贵经验散播于大众，希望对医者与患者都能有所帮助。奇文共欣赏，疑义相与析。百花存大地，鉴赏知真伪。

文 后 按 语

道医学在中国历史的长河中曾经发挥了引领生态进化、启化文明等作用。时至中华文明倡议全球和谐之时、世界文明多极探索共进之势、科学技术制造达到纳米微化之态、人类环境应对新生病毒菌体影响之际，武当医学有必要把历史遗忘的一些理念进行重新阐释、把历史失传的一些技术重新返还入世。

有学者认为：人类生命不仅是众多自然科学和各种哲学理论的主要研究领域，更是任何社会科学和人文科学研究的基本对象，因而它们都应该在"生命科学"这里综合化、层次化和归位。并认为，要人们通过"人类生命学"的建立为人类科学的走向、为东西方两种不同科学传统的一体化，探索出一条新路来，这无疑是一件具有开创意义的工作。既然人们活着是为了展示和实现自己那种人所以为人的本质和力量，既然人类的本质和力量就是那种人所以为人的自然—人道主义的性质和能力，既然健康的人类生存和健全的人类社会只能以充满生机的个体生命活动为基础和内容，那么按照"自然－人道主义规律"建立一门"人类生命学"——一门研究人类生命的特点、结构、机制、本质和运动规律的学说，或者说"关于延长人类生命时间，增强人类生命素质，提高人类生命质量的学说"，就成了人类至关重要的事情了。

从东、西方文化融合的趋势与人类、宇宙演变趋势的观察与分析看，武当医学的理念、研究成果、实践技术精华，有必要登场亮相，为生命科学增砖添瓦。本来此书是道学研究者内部传承与教学的参考书，不想历史多劫，由于失传与误读，形成了许多迷信理念。时至中华盛世与世界关注中国经济腾飞之际，有必要把武当医学与道藏医学（武当道学传承教学本）的原始含义与运用作用揭示于世，为生命科学的认知贡经献纬、共融进步。

结绳扎带技术的视频讲座资料在"世界大学城"网站发表，从收看情况反映具有一定的人气（一年时间超过十万人次的浏览量）。从新一代年轻人了解历史遗留中的古老中华文明成就上讲，出版结绳扎带类书籍，有继承中华文明瑰宝技术智慧的意义，有促进新农村医疗建设的意义，有促进全民健身的意义，也有国际文化交流互相了解沟通的应用价值。武当派及武当道医学研究者在这些方面摸索实践中，得到许多有启迪与惊人的发现。运用现代科学研究与认知的手段揭示其中深层机理，必将对应用科学与技术的发展产生重大的作用。让中国年轻一代正确认识武当医学及道医学，认识与介入研究医学与相关生命体系的技术与规律，不但对中国的医学与相关技术研究有益，也必将对世界各民族认知生命、认知环境、认知能量关系、认知正确进化的方向与量化协同关系等，有识标导航意义。

中国有句俗语说："百年评人，千年评书。"马克思也说过："最好把真理比作燧石，它受到的敲打越厉害，发射的光芒越灿烂。"一本书籍与哲理，在问世时对时局通行认知与主流观念差异越大，就越有碰撞与敲打，就会引来更多的质疑；经过百年沦人，其理就会因人而立或废。经过千年验律，其书才能有正识。著名物理学家海森堡曾这样论人类与自然科学的关系："我们不能不看到这个事实，自然科学是人类创造的。自然科学对自然的描述和证明，并不是按自然'存在'的那个样子。自然科学毋宁说是自然和我们自身之间的相互联系的因素。它所描述的，是那个受我们询问，接受我们的方法的自然界。"

当今世界，既合作义竞争，既交流又碰撞，既创新又守旧，既发展又毁坏，但是人类本质是不会改变的，必将选择：需要——创新。虽然工业化与市场化会一时扼杀人的天赋（美国艾肯电气公司的总经理 F. 林旨说："实业家全神贯注的是机器，忽视了人是机器的制造者和改进者，人显然还有比机器人的潜能。他不会考虑这个事实，有些尚未表现出来的天才人物就在他的厂里干着体力活，这些人既没有机会也得不到鼓励去发展他们身上的大赋才能，就连发展正常的智力和技能的机会也没有"）。人类发展到能够制造或创造自然物的阶段，将表现出否定自然来生存发展的特征，但无论如何人类也必须遵从自然的规律。人类的本性不在于"超自然性"，而在于自觉地驾驭和利用自然规律，在于人类可以把自然进化的过程人为地缩短到极限。

健康与长寿是人类的最终需求。医疗与保健，既然是人类达到一定时期必然的需要，就也要遵循需要——创新的规律。只有这样，才能发挥人类创造的本质，表现出应有的衍射作用、启继作用、功利作用。本书阐述的理、法、术、技，希望对在有暇顾及医学研究、医疗和保健技术的爱好者有所助益、有所启发。宣传古老技术，释放古典书籍与传承文化，推动助力培养人才，是武当先贤之愿，也是笔者之愿。